Este livro foi realizado com o apoio de:

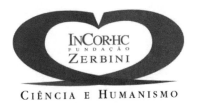

mauriciowa@incor.usp.br

Tel.: (11) 3284-1422
www.jovempan.com.br

CORAÇÃO
Manual do Proprietário
Tudo o que você precisa saber para viver bem

Dados Internacionais de Catalogação na Publicação (CIP)
(Câmara Brasileira do Livro, SP, Brasil)

Wajngarten, Mauricio
  Coração : manual do proprietário : Tudo o que você precisa saber para viver bem / Mauricio Wajngarten — São Paulo : MG Editores, 2002.

  ISBN 85-7255-030-5

  1. Cardiologia — Obras de divulgação I. Título.

02-1402
CDD-616.12
NLM-WG100

Índice para catálogo sistemático:

1. Cardiologia : Medicina   616.12

Compre em lugar de fotocopiar.
Cada real que você dá por um livro recompensa seus autores
e os convida a produzir mais sobre o tema;
incentiva seus editores a encomendar, traduzir e publicar
outras obras sobre o assunto;
e paga aos livreiros por estocar e levar até você livros
para a sua informação e o seu entretenimento.
Cada real que você dá pela fotocópia não-autorizada de um livro
financia um crime
e ajuda a matar a produção intelectual em todo o mundo.

CORAÇÃO
Manual do Proprietário

Tudo o que você precisa saber para viver bem

Mauricio Wajngarten

MG EDITORES

CORAÇÃO: MANUAL DO PROPRIETÁRIO
Tudo o que você precisa saber para viver bem
Copyright © 2002 by Mauricio Wajngarten
Direitos desta edição reservados por Summus Editorial.

Capa: **Félix Reiners**
Ilustrações: **Argemiro Falcetti Júnior**
Editoração e fotolitos: **JOIN Bureau de Editoração**

O projeto original deste livro foi concebido com a colaboração da jornalista Izilda Alves, da rádio Jovem Pan.

MG Editores
Rua Itapicuru, 613   7º andar
05006-000   São Paulo   SP
Fone (11) 3872-3322
Fax (11) 3872-7476
e-mail: mg@mgeditores.com.br

Atendimento ao consumidor:
Summus Editorial
Fone (11) 3865-9890

Vendas por atacado:
Fone (11) 3873-8638
Fax (11) 3873-7085
vendas@summus.com.br

Impresso no Brasil

*Dedico este livro à minha família
e aos meus amigos.
Agradeço às equipes do Incor,
da Rádio Jovem Pan e
do Grupo Editorial Summus.
Espero contribuir para prevenir
a doença e evitar o sofrimento.*

Sumário

Carta ao proprietário 11

Prefácio 13

1   A supermáquina chamada coração: características técnicas 15

2   Conversando com o seu "mecânico" 25

3   Testando a sua máquina 33

4   Sinais de desgaste do equipamento 43

5   Manutenção preventiva 67

6   Apertando os parafusos 97

7   Dicas para o seu cotidiano 115

Caro proprietário,

Ao nascer, você trouxe consigo a mais perfeita máquina de todos os tempos: seu coração! Em alguns momentos de sua existência, você talvez tenha sentido falta (ou infelizmente ainda sentirá) de instruções para o bom uso deste fantástico equipamento. É por isso que reunimos aqui tudo o que diz respeito aos cuidados básicos, à manutenção e ao reparo de algumas avarias que possam surgir pela vida afora.

Todas as grandes máquinas costumam oferecer um *Manual do Proprietário* a seus usuários. É curioso como os procedimentos ali descritos são automaticamente respeitados. Ninguém duvida, por exemplo, da necessidade de trocar o óleo do motor de um carro de cinco em cinco mil quilômetros e menos ainda de que é preciso colocar gasolina, e não diesel, num motor feito para funcionar a gasolina. Quando se trata de nosso corpo, porém, chega a ser engraçado como é imensamente difícil convencer alguém, mesmo que ele esteja no topo da lista dos fatores de risco de problemas cardíacos, a mudar seus hábitos (e fica fácil entender o *mea-culpa* depois, após o primeiro susto, não é mesmo?).

Pois nós recomendamos que você leia este *Manual do Proprietário* com muita atenção e carinho, do começo ao fim, na esperança de que, com ele, você possa se familiarizar com o aparelho perfeito que é o seu coração. Melhor ainda, que após a leitura você se sinta estimulado a rever seu estilo de vida e, quem sabe, fazer novas escolhas mais acertadas, aumentando suas possibilidades de viver bem por muito tempo.

Mas não esqueça: ninguém até hoje foi capaz de projetar e executar uma máquina tão poderosa e completa quanto essa – pequena, eficiente, de baixo consumo de energia, que não produz fumaça nem ruídos perturbadores, praticamente não exige manutenção e é capaz de funcionar ininterruptamente por dezenas de anos, trabalhando como se extraísse de um poço de dez metros de profundidade uma tonelada de água por dia!

Pois cuide bem desse precioso equipamento e... longa vida!

Mauricio Wajngarten

Prefácio

... a orientação não pode ser intuitiva, mas representar o reflexo da experiência amadurecida.

Ramires JAF, 2002

Um manual muitas vezes contém orientações simples, nem sempre balizadas e com freqüência pouco respeitadas.

Nesta obra temos algo particular, fruto de orientação regular, por alguém que criou e desenvolveu a cardiogeriatria em nosso país, como exemplo para todos os outros países.

Há seis anos, quando presidente da Sociedade Brasileira de Cardiologia, recebi elogio público, pois nossa sociedade apresentava o mais organizado, senão único, Departamento de Cardiogeriatria (GEBRAC) dentre todas as sociedades de cardiologia.

Lógico está que tudo isso e a direção da Unidade Clínica de Cardiogeriatria do INCOR representam para Maurício Wajngarten parte importante de sua vida. Ele resolveu investir em um tema multidisciplinar, com visão cardiológica, que serviu de base para suas orientações a todos que lerem este livro.

Esta obra é um orgulho para a medicina brasileira e, em especial, para o INCOR/HC/FMUSP.

José Antonio F. Ramires
Professor titular de Cardiologia da FMUSP
Diretor-geral do INCOR

1 A supermáquina chamada coração: características técnicas

O coração é um músculo que atua como uma bomba, recebendo sangue "poluído", cheio de gás carbônico, bombeando sangue "limpo", rico em oxigênio, para todo o corpo após uma "limpeza" nos pulmões. Os componentes dessa bomba têm duas funções básicas: manter o "itinerário" do sangue, sem fluxos na contramão, e evitar a mistura do sangue "limpo" com o "sujo".

Imagine que os glóbulos vermelhos do sangue sejam pequenos caminhões de entrega de gás que trafegam por avenidas, ruas e travessas até chegar a cada casa ou células do nosso organismo. Vamos entender como é o "itinerário". Após as células gastarem o oxigênio executando suas tarefas, os "caminhões" carregados de gás carbônico saem trafegando no sentido "bairro–centro" (das células para o coração) pelas travessas (vênulas), ruas e avenidas (veias), e acabam chegando ao coração. Os caminhões que servem a cabeça e os braços chegam pela veia cava superior, enquanto aqueles que atendem pernas, abdômen etc., chegam pela veia cava inferior. Essas duas

FUNÇÃO DA MÁQUINA
Rotatória que organiza o tráfego da vida

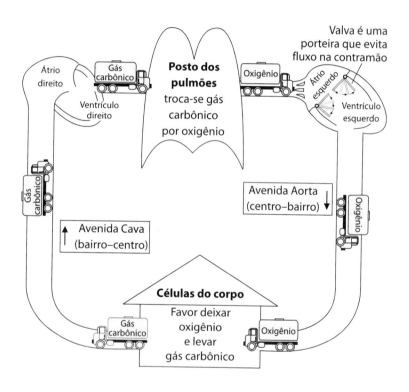

grandes veias desembocam no átrio direito do coração e passam para o ventrículo direito atravessando a valva tricúspide. Do ventrículo direito, os caminhões, ainda carregados de gás carbônico, vão para os pulmões, atravessando a valva pulmonar.

Os pulmões funcionam, então, como armazém ou posto de abastecimento, onde o carregamento dos caminhões é trocado de gás carbônico para oxigênio. Depois, com o carregamento renovado, o itinerário continua e os caminhões saem dos pulmões e vão para o lado esquerdo do coração, onde chegam pelo átrio esquerdo por meio de quatro veias pulmonares. Do átrio esquerdo, atravessam a valva mitral e chegam ao ventrículo esquerdo. Ufa!

O coração é tão forte que consegue fazer os caminhões cheios de "bujões" e oxigênio ultrapassar a última porta, a valva aórtica, para uma superavenida, a artéria aorta, pela qual seguem o itinerário "centro–bairro" até chegar às células passando por ruas (artérias) e travessas (arteríolas) entregando os "bujões".

Você deve ter percebido que o coração funciona como uma eficiente rotatória que organiza o intenso tráfego de sangue: nas duas câmaras à direita, átrio e ventrículo, circula sangue venoso, rico em gás carbônico, enquanto nas duas câmaras da esquerda circula sangue arterial, rico em oxigênio. Note também que os vasos que trazem sangue para o coração são veias, enquanto os vasos que levam o sangue às diferentes partes do corpo são artérias.

Agora vamos conhecer melhor as características funcionais das peças que compõem essa máquina perfeita que é o seu coração. Assim como o motor do seu carro,

COMPONENTES DA MÁQUINA
Esquema do coração cortado e aberto
Siga o roteiro partindo de 1.

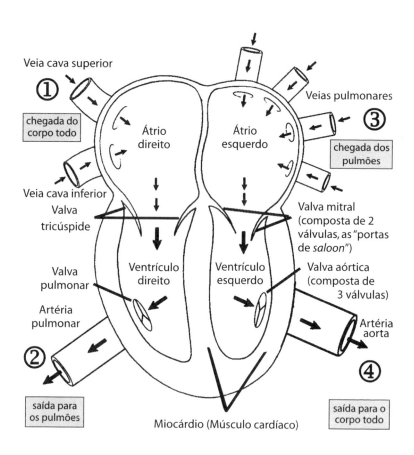

ele possui um sem-número de tubos, canos, parafusos e válvulas. O importante é saber que, conhecendo bem o motor – seja do seu carro, seja do seu corpo –, você consegue o melhor rendimento possível.

O coração tem o tamanho aproximado de um punho fechado e localiza-se no centro do peito, apontado para a esquerda, exatamente entre os pulmões, e apóia-se sobre o diafragma (músculo que separa o tórax do abdômen).

Primeiro órgão a ser constituído no feto, ele surge por volta da terceira semana após a concepção, junto com um sistema circulatório ainda primitivo. Na quarta semana de gestação, já é possível ouvir suas primeiras batidas. Mas nesses primeiros compassos de vida, o coração bate de modo irregular e, como o consumo de energia do embrião é muito alto – ainda é preciso construir tudo! –, ele pode ultrapassar a marca das duzentas batidas por minuto, mais que o dobro de um adulto!

Até alguns anos atrás, o som dos batimentos cardíacos do feto só podia ser ouvido com o auxílio de um estetoscópio por volta da 18ª semana da gravidez. Com a chegada do ultra-som, já é possível se emocionar com o pulsar deste motorzinho maravilhoso aproximadamente na décima semana de gestação. Aliás, o som que ouvimos – o famoso "tum-tum" – é, na verdade, o barulho do fechamento das válvulas. O primeiro "tum" é a aceleração e a desaceleração do sangue, bem como a vibração do coração quando as valvas mitral e tricúspide se fecham, e o segundo "tum" é o mesmo fechamento, mas agora das valvas pulmonar e aórtica. Um barulho que não deve existir normalmente é o *sopro*. Sua presença sugere um defeito que altera o fluxo de sangue, provocando um turbilhão nesse fluxo. Igualzinho ao mar: quando calmo, o silêncio e, quando agitado, o ruído das ondas arrebentando. Por isso, os sopros são ouvidos quando há defeitos nas valvas ou outros defeitos cardíacos.

Vamos, então, descrever melhor as partes que compõem esse arrojado projeto de engenharia.

O músculo

O coração tem como seu principal componente, um material exclusivo e poderoso: o tecido muscular cardíaco. Com várias camadas, há três diferentes tipos de "parede": a mais fina recobre o exterior do órgão como se fosse uma capa e é chamada de epicárdio; logo abaixo vem a camada mais forte, que forma a massa principal do coração, pois é o músculo que contrai e bombeia o sangue, e é conhecida como miocárdio, enquanto a terceira "parede" reveste a parte interior do órgão como se fosse um carpete que fica entre o sangue da cavidade e o músculo cardíaco e leva o nome de endocárdio. Toda essa estrutura (o coração mais as raízes dos grandes vasos) encontra-se "encaixada" dentro de uma espécie de saco como um papel de embrulho, o pericárdio.

As câmaras

O tecido muscular cardíaco limita uma cavidade que é dividida ao meio pelo septo, que separa as duas câmaras direitas das duas câmaras esquerdas. Cada um desses lados por sua vez, possui duas câmaras, de modo que o coração, no final das contas, é constituído por quatro câmaras: as de cima são conhecidas como átrios (no primário aprendemos que são as aurículas, mas elas são apenas pequenos apêndices dos átrios) e servem para receber o sangue que chega, enquanto as câmaras de baixo são chamadas de ventrículos e, por serem musculosas, fazem o trabalho mais pesado, bombeando o sangue para fora do órgão.

As valvas

O coração possui ainda quatro valvas. É fácil confundir as palavras valvas e válvulas. Valvas são portas. Portas têm batente e a folha que abre. Algumas portas, como aquelas dos *saloons* dos filmes de faroeste, têm duas folhas. Pois bem, as portas do coração são assim, têm mais de uma folha e estas são as válvulas (também chamadas de cúspides).

Todas essas válvulas funcionam em total sintonia: abrem e fecham (num movimento que depende da diferença de pressão) de maneira coordenada, para que o sangue flua sempre em uma única direção.

A tricúspide situa-se entre o átrio direito e o ventrículo direito, enquanto a mitral assume mais ou menos a mesma posição do lado oposto, entre o átrio esquerdo e o ventrículo esquerdo. Já a pulmonar está localizada entre o ventrículo direito e a artéria pulmonar, enquanto a valva aórtica encontra-se entre o ventrículo esquerdo e a aorta.

As artérias e as veias

A artéria aorta carrega sangue oxigenado para distribuí-lo pelo corpo, enquanto as veias cavas recolhem o sangue "sujo".

As artérias e as veias são formadas pelo mesmo tecido, mas em proporções diferentes. Em artérias, as paredes intermediárias, formadas por fibras musculares e elásticas, são mais grossas, o que é bastante prático, uma vez que as artérias têm de suportar e absorver verdadeiras ondas de sangue oriundas de cada batimento cardíaco, as quais geram enorme pressão.

Já as veias não precisam disso porque, quando o sangue passa por elas, ele tem muito menos força, exercendo menos pressão. Portanto, as veias são menos elásticas e resistentes que as artérias e têm as paredes finas, quase flácidas.

Aliás, nas veias das pernas, sobretudo, o sangue se movimenta com a ajuda dos músculos da panturrilha que, com os movimentos musculares, "massageiam" as veias, empurrando o sangue de volta para o coração – e por isso até ganharam o apelido de "coração do pé".

As coronárias

Elas são na verdade as artérias que irrigam e suprem o próprio coração e formam uma rede de vasos que cobrem todo o miocárdio. Nascem na aorta, logo depois que ela sai do ventrículo esquerdo, e vão se ramificando, como se fossem grandes rios e seus afluentes. Primeiro nascem as artérias coronárias esquerda e direita. A esquerda logo se divide em dois grandes ramos, as coronárias descendente anterior e circunflexa. Consideramos então, na prática, que existem três artérias coronárias (a direita e os dois ramos da esquerda). Esses três ramos principais continuam a se dividir em vasos menores até se converter em minúsculos vasos capilares.

Essa rede de artérias que corre pelo miocárdio tem como característica possuir poucas conexões umas com as outras. Por isso, se uma dessas ramificações é bloqueada, a área por ela irrigada não consegue obter oxigênio, o que gera, é claro, graves problemas, como ocorre com uma plantação num período de seca ou nas torneiras de nossas casas quando um cano entope.

O bombeamento

O coração precisa ter ritmo e eficiência na sua movimentação. Imagine uma bisnaga de água usada no carnaval. Para molhar outro folião é necessário ter ritmo e deixar a bisnaga descontrair depois de cada compressão. Além disso, se ela for espremida perto do orifício de saída, pouco líquido será arremessado. Pois bem, para os ventrículos serem eficientes é a mesma coisa. O ritmo é garantido por um elaborado sistema de condução de impulsos elétricos que se origina numa área do átrio direito, chamada de nó sinusal. Este nada mais é do que o marcapasso natural do coração, que funciona como um gerador de energia elétrica. Esse estímulo elétrico propaga-se pelo sistema de condução atravessando outras estruturas e espalha-se pelos ventrículos, estimulando a contração do músculo cardíaco de forma coordenada (que vai do fundo para o orifício de saída da bisnaga). Cada estímulo elétrico corresponde a uma contração das paredes musculares dos ventrículos. Chamada de *sístole*, essa contração cria uma pressão no interior da cavidade, fazendo-a diminuir de tamanho, expulsando da cavidade um jato de sangue. Depois, dá-se o movimento inverso, ou seja, uma distensão, que é o relaxamento do músculo cardíaco, conhecido como *diástole*. Uma sístole e uma diástole compõem um batimento cardíaco. Em cada diástole, a valva de entrada do ventrículo (valva tricúspide do lado direito e valva mitral do lado esquerdo) se abre, e a cavidade ventricular se enche de sangue. Em cada sístole, a valva de saída do ventrículo (valva pulmonar do lado direito e valva aórtica do lado esquerdo) se abre e o sangue é expulso da cavidade ventricular.

2 Conversando com o seu "mecânico"

Nas consultas médicas, até bem recentemente, os pacientes se sentiam como o sujeito que leva o carro ao mecânico e ouve aquela explicação confusa sobre a "rebimboca da parafuseta"... Mas a relação médico-paciente mudou muito nas últimas décadas, e para melhor! O médico do tipo "dono da verdade" já não tem vez. Hoje, o bom profissional valoriza o diálogo e insiste em que o paciente participe de modo ativo de todo o processo. Por outro lado, o paciente também chega ao consultório cada vez mais "curioso" e bem informado.

O paciente pode até colaborar substancialmente – tanto no tratamento quanto na prevenção – se conhecer o funcionamento das suas engrenagens internas e também se estiver tranqüilo e seguro quanto a cada um dos procedimentos a que está sendo submetido.

A consulta

Uma consulta médica, mesmo quando você não está sentindo nada de diferente e só quer fazer exames preventivos e rotineiros, pode ser um evento estressante. É comum, inclusive, a pressão subir um pouquinho só porque você está num consultório! Uma visita ao médico deveria ser, na verdade, muito parecida com um saudável encontro entre amigos. Por isso, a primeira providência que você pode tomar em relação à sua saúde é tentar manter um bom vínculo com um profissional que seja de sua confiança e o conheça bem, o que facilita evidentemente os diagnósticos. Quanto mais informações o médico tiver, mais ele poderá fazer por você. Além disso, hoje se espera de um médico mais do que apenas diagnósticos e orientações sobre tratamentos: ele deve ser capaz de adivinhar o futuro, ou seja, avaliar o seu prognóstico. Como? Vamos ver.

Um bom mecânico avalia as condições de um motor, verifica a quilometragem da máquina, os desgastes sofridos, a ocorrência de alguma batida, se é utilizado para rodar em estrada de terra ou se circula apenas na cidade. Ele reúne o maior número de informações possíveis para tentar não só consertar o que apresenta defeito naquele momento, como também dar importantes avisos ao dono da máquina: "Olha, meu senhor, o amortecedor agüenta só mais uns cinco mil quilômetros". "Minha senhora, os pneus já estão quase carecas. Melhor verificarmos isso no mês que vem... A senhora roda muito..."

Com o médico é a mesma coisa. Ele reúne o maior número possível de informações, organiza-as, usa do seu conhecimento e da sua experiência, levanta hipóteses, verifica os detalhes até encontrar a origem do problema e aí traça um plano para resolvê-lo, ao mesmo tempo que tenta usar os dados amealhados para prever o que pode vir a seguir. O paciente deve não só esperar como até mesmo exigir isso do profissional que o atende.

Por outro lado, da parte do paciente, o que se espera é franqueza. No dia-a-dia, o que se vê é muita gente trapaceando a si mesmo. Um paciente meu, certa vez, teve de seguir uma dieta rígida para controlar o diabetes. A mulher dele programou tudo direitinho. Pelas informações que eles traziam, o regime era exemplar. Parecia coisa de livro. Mas ele não melhorava... Ia fazer exames e a glicose estava sempre alta. Não baixava de jeito nenhum. Até que um dia ele confessou: entre uma refeição balanceada e outra, ele cometia uns pecadinhos, como comer todo santo dia um pacote inteiro de bolachas de chocolate!

O mistério, enfim, estava resolvido, e o paciente acabou entrando na linha, garantindo assim a própria saúde. Esse caso exemplifica muito bem como o paciente trapaceia a si mesmo, dificultando o diagnóstico, o tratamento e até o prognóstico.

A anamnese

Por ter plena consciência de que não há ninguém melhor do que o próprio paciente para saber como anda a "máquina", o médico o bombardeia com perguntas. Essa parte da consulta é chamada tecnicamente de *anamnese* – um nome difícil, que pode ser traduzido como um bate-papo feito sob medida para a obtenção de dados e mais dados sobre o paciente.

Para o profissional, uma consulta é sempre o equivalente a uma tentativa de abrir a caixa-preta de um superavião. O paciente em geral chega com uma queixa. Ela é a "manchete" do problema e tecnicamente se chama "queixa e duração" (por exemplo, dor no peito há duas horas). A partir dela o médico tem sua atenção despertada para uma série de questões. Porque, quando alguém reclama de tontura, dor de cabeça ou dor no peito, isso pode ter relação com o coração... ou não. É preciso pesquisar; então o doutor começa vasculhando a vida do paciente, antes mesmo de se aprofundar na queixa dele.

As características pessoais são de extrema importância. Há doenças que afetam principalmente as mulheres, ou são exclusividade do sexo masculino. Outras acometem mais determinada faixa etária ou têm relação direta com uma raça. Por exemplo, a pressão alta evolui pior em negros. Logo, se uma mulher branca de oitenta anos entra no consultório e reclama de dor de cabeça, o médico vai priorizar uma hipótese. E, se o paciente é um homem negro de vinte anos, com a mesma queixa, esse profissional provavelmente vai levantar outra linha de raciocínio.

A camada social, a profissão e o estilo de vida de cada indivíduo também devem ser levados em conta. Se o homem carrega sacas de café nas costas o dia inteiro ou passa doze horas por dia sentado à mesa de escritório, se fuma, bebe ou está envolvido com outras drogas, se perdeu a esposa ou um filho, se está deprimido... tudo isso tem de ser considerado.

Após a coleta dos dados pessoais, é hora de entrar em detalhes quanto à queixa atual. "Você sente o coração bater mais rápido? Mas é o dia inteiro ou só de vez em quando? E desde quando você tem notado isso?" Todas essas informações são pistas importantes, e descritas em detalhe compõem a "história da moléstia atual".

Se, por exemplo, existe a dor, precisamos avaliar essa queixa. E, na avaliação da dor, consideram-se a localização (é no peito?), a duração (segundos, minutos, horas?), as características (cólica?, peso?, ardor?), a irradiação (espalha para outros locais?), os fatores de melhora (correndo ou repousando?), os fatores desencadeantes (esforços, nervosismos, refeições?) e os sintomas associados (vem com palidez, suor, náuseas?).

Dois exemplos de diferentes dores no peito: a primeira surge quando o paciente faz esforço, cessa quando ele descansa, irradia-se para o braço, vem acompanhada de uma sensação de falta de ar e pode ser uma angina, uma dor "no motor". A segunda é uma dor que vem feito uma pontada, piora ao respirar e também quando o paciente levanta o braço. Muito provavelmente, é uma dor muscular, do osso ou das articulações, ou seja, uma dor "de funilaria".

Também é importante anotar na ficha do paciente tudo o que ele souber a respeito de alergias. Isso influencia no diagnóstico e, principalmente, no tratamento. O médico ainda deve perguntar sobre detalhes quanto ao uso constante ou temporário de algum medicamento, inclusive o de remédios "naturais" (se eles fazem bem também podem fazer mal). Com freqüência o motivo do mal-estar que levou a pessoa à consulta está relacionado ao uso de alguma substância...

Às vezes, o paciente não relaciona um inchaço nos pés com a dor de cabeça que ele vem sentindo, mas o médico está tentando montar um quebra-cabeça, resolver uma charada e quanto mais informações ele consegue reunir... melhor! De repente, o inchaço somado à dor de cabeça elimina uma série de hipóteses e levanta várias outras.

Agora, se alguém reclama de uma dor de cabeça que aparece sempre às onze horas da manhã e depois diz que costuma sair de casa para o trabalho sem comer nada, sem fazer seu desjejum, então já é possível saber qual é a natureza do problema. É por isso que o médico precisa conhecer os hábitos do seu paciente. Se dorme muito ou pouco, o que, como e quando come, se faz exercícios etc. Ele também se informa sobre dados do passado: que doenças já teve, se já tomou por muito tempo um mesmo medicamento, se já foi operado disto ou daquilo. Do mesmo modo, é relevante perguntar sobre os parentes próximos. Hoje se sabe que um homem de cinqüenta anos cujos pais e tios sofreram infarto do miocárdio antes dos sessenta tem de redobrar a atenção em si mesmo!

Em certa altura da consulta, o médico se dá por satisfeito com a anamnese, uma pescaria de informações relevantes. Então começa o exame físico.

O exame físico

O médico, na verdade, tem de dar uma "geral" no paciente, da cabeça aos pés. Com sensibilidade, pois é preciso estar atento ao que não é dito, mas pode indicar algo importante. Ele está sonolento, agitado ou normal?

Está tenso? Parece desconfortável? Pálido? Ictérico (cor amarelada)? Enquanto o médico vai observando bem o paciente, mede a altura, pesa, toma o pulso, verifica a freqüência respiratória e a pressão.

Medir a pressão, do ponto de vista ideal, requer alguns cuidados: num ambiente tranqüilo, devemos medir a pressão dos dois braços, das duas pernas e em três posições – sentado, deitado e em pé. Depois é hora de verificar as artérias do pescoço, dos braços, das pernas e do abdômen. O exame físico do tórax e do abdômen inclui inspeção, palpação, percussão (lembra? Aquelas batidinhas que o médico dá com o dedo de uma mão sobre a outra espalmada sobre você) e auscultação da região para verificar se está tudo no lugar, bem distribuído e no tamanho normal.

Nessa altura da consulta, o médico já deve ter uma série de indicações. É hora de partir para a formulação de hipóteses diagnósticas e pedir alguns exames que auxiliem na confirmação do diagnóstico.

O diagnóstico e os exames

Quando todos os dados levantados numa consulta apontam para uma hipótese, mesmo que remota, de que sua supermáquina esteja de algum modo "rateando", é preciso verificar cada detalhe. Para isso, há uma série de valiosos exames.

Mas atenção: abrir o coração (simbolicamente falando!) e ter uma conversa franca com o seu médico pode valer muito mais do que mil exames. No consultório, às vezes surgem pessoas com palpitações e dor no peito que nos confundem. Por exemplo, uma mulher em torno dos quarenta anos vivendo uma fase difícil no casamento. O que ela está sentindo pode ser só um "piripaque" ou "chilique", mas pode ser sintoma de uma cardiopatia... Ela acrescenta então que a dor piora quando respira fundo. Nesse instante, o médico bom ouvinte já sabe que não é um caso de angina. Mas ela está apavorada porque sente essa dor, esse desconforto, há dois dias. Durante a palpação ela diz que a dor aumenta e então o médico presume que essa dor não é "mecânica", mas de "funilaria".

Se o profissional é aberto, receptivo, se consegue criar um clima de confiança, o paciente encontra espaço para falar da sua vida, dos seus problemas, da fase pela qual está passando. Ele pode explicar a causa da dor, mostrar que é coisa simples e acalmá-lo. Às vezes isso é suficiente, nem é necessário fazer um monte de exames. O tempo dirá se ele precisará de um tratamento especializado para controlar o estresse emocional.

Para os que se utilizam da rede pública de serviços de saúde ou de convênios, atualmente as coisas são um pouco mais difíceis. Mas pode-se buscar saídas. Vejo com simpatia, por exemplo, o projeto de médicos de família do governo, em fase de implantação. Em cada convênio, instituição ou clínica de bairro, sempre há um profissional com o qual se tem mais empatia. Invista nessa relação.

De todo modo, o que eu espero é que após ler este manual você esteja mais preparado para cuidar melhor de si mesmo e de sua família, e mais apto a dialogar com todos os médicos.

3   Testando a sua máquina

O mecânico de um fusca podia dar conta de quase tudo usando praticamente uma chave de fenda e um alicate. O mesmo já não se pode dizer do profissional de hoje, que recebe em sua oficina os mais sofisticados modelos de automóveis. Com a medicina ocorreu algo parecido. O paciente não mudou seu equipamento interno, mas tem hábitos diferentes, e a medicina entrou numa nova era: está mais moderna, com cada dia surgindo novidades tecnológicas – novos caminhos de tratamento e de diagnóstico. Vale a pena conhecer alguns desses exames, que são de extrema importância quando o assunto é a saúde do coração. *Vocês verão que alguns exames avaliam a máquina em ponto morto, como raios X ou eletrocardiograma de repouso, enquanto outros (teste de esforço, por exemplo) avaliam o motor em alta rotação, como se fosse um banco de provas.*

Sangue e urina

São muito simples de serem feitos e fornecem várias informações importantes sobre o estado geral do paciente e de seus diversos órgãos. É pelo exame de sangue que o médico fica sabendo como anda o colesterol bom (HDL) e o ruim (LDL) do seu paciente, a taxa de açúcar no sangue (glicemia) e ainda o nível de triglicérides, outra forma de gordura presente no sangue, como veremos mais adiante.

Raios X do tórax

Raios X, ou radiografia, são como uma foto que revela o tamanho do coração e dos vasos do tórax, principalmente da aorta, e ainda dá uma idéia geral das condições dos pulmões do paciente, que podem estar alteradas em razão de uma falha cardíaca.

Eletrocardiograma

Esse exame verifica os impulsos elétricos do coração, mostra o ritmo cardíaco, dá uma idéia do tamanho das câmaras e também fornece dados sobre a situação das coronárias. É um método bastante útil para o diagnóstico de infartos, pois durante a fase aguda de um ataque cardíaco a alteração do eletrocardiograma é típica e depois desaparece. O infarto provoca necrose, ou seja, uma destruição, uma verdadeira gangrena no músculo cardíaco. Em seguida deixa uma cicatriz, que, por sua vez, deixa sua marca para sempre no eletrocardiograma. Além disso, sugere a presença de doenças não cardíacas que afetam o coração, como doenças da tireóide, por exemplo.

Durante o "eletro", o paciente fica deitado, e um técnico coloca eletrodos nos braços, nas pernas (um em cada membro), e mais seis distribuídos pelo tórax. A pele é limpa com álcool ou com um tipo de pasta, e os homens podem passar por uma rápida depilação, porque os pêlos atrapalham a condução dos impulsos elétricos para o aparelho.

Existe ainda uma variedade do eletro, conhecido como eletrocardiograma de esforço. É o famoso teste de esteira ou da bicicleta, um banco de provas para conhecer o comportamento do coração – seu ritmo e seus impulsos elétricos durante o esforço físico, muito útil na avaliação das artérias coronárias. Neste exame, os eletrodos colocados no paciente são conectados a um equipamento que monitora todo o trabalho elétrico do coração. Antes de iniciar, o médico pode pedir ao indivíduo que respire depressa e profundamente. Esse procedimento, conhecido como hiperventilação, pode causar alterações no "eletro". Por isso, fazê-lo antes do exame às vezes ajuda a prevenir um falso resultado positivo (alterado).

São valorizados, além do eletro, o aparecimento de sintomas, o comportamento de freqüência cardíaca e de pressão arterial, e o tempo de exercício. Esses dados são usados para diagnósticos e para a orientação de atividades físicas.

Eletrocardiografia dinâmica

Também conhecido como *Holter*, é um dispositivo que grava o eletrocardiograma feito continuamente por

24 horas. Um gravador, preso pela cintura, acompanha o paciente enquanto ele exerce suas atividades normais. É especialmente útil para verificar casos de arritmia, ou seja, quando o coração bate devagar ou rápido demais.

Ultra-sonografia

Um ultra-som produz imagens pela emissão e captação de ondas sonoras, exatamente como o sonar de um submarino. A trajetória dessas ondas em contato com a estrutura de nossos órgãos permite que um aparelho converta as informações em verdadeiras fotografias de tais órgãos.

Para auxiliar nesse processo de transmissão e emissão de ondas sonoras, o paciente recebe uma camada de gel (inócuo e muito fácil de ser retirado após o exame) sobre a área a ser "fotografada".

O paciente deita-se em uma maca, enquanto o transdutor (é o olho do aparelho que emite e recebe ondas sonoras) "passeia" pela pele da região examinada e manda dados para a outra ponta do equipamento. Ali todas as informações serão convertidas em imagens a serem interpretadas por especialistas – cardiologistas, cirurgiões, radiologistas etc.

O ultra-som pode ser utilizado para verificar numerosos órgãos e até mesmo artérias e veias de diversas partes do corpo, principalmente do pescoço, do abdômen e das pernas. No abdômen, esse exame tem grande utilidade no diagnóstico do aneurisma da aorta abdominal e do estreitamento das artérias dos rins.

Se o médico deseja estudar apenas as veias e as artérias dos braços e do pescoço, não é preciso se preparar de forma especial para a ocasião. Recomenda-se apenas que o paciente suspenda o cigarro um dia antes, pois o fumo pode contrair os vasos e, assim, dificultar o exame.

O ultra-som também é útil para diagnosticar e quantificar as obstruções causadas por placas de gordura (ateromas) ou por coágulos de sangue (êmbolos).

Ecocardiograma

É um ultra-som do coração. Fornece dados preciosos sobre o seu funcionamento, como tamanho, forma e movimentos do músculo cardíaco e das valvas. O procedimento é o mesmo descrito para ultra-sonografia.

A pressão sobre a área do coração é um pouco mais firme, e o técnico poderá pedir que o paciente inspire, expire ou retenha a respiração por alguns instantes.

Pode ser gravado em movimento, em fita de vídeo.

Ecocardiograma transesofágico

Funciona de modo bem similar a uma endoscopia do esôfago. Nele, uma espécie de minicâmera de ultra-som passa pelo esôfago, que fica bem atrás do coração, e dali o aparelho consegue recolher imagens de alta definição, muito ricas em detalhes e precisão. É um exame útil para diagnosticar endocardite (infecção das válvulas), aneurisma (dilatação) da aorta e também presença de coágulos (trombos) no coração (veja Capítulo 4).

Para esse exame, o paciente precisa fazer algumas horas de jejum; às vezes, o médico pode suspender o uso de algum medicamento. Normalmente um *spray* anestésico de efeito apenas local é aplicado na garganta. Em seguida o paciente se deita e recebe, na veia, um sedativo bem suave, apenas para relaxar. Ele permanecerá consciente durante todo o procedimento, e algumas vezes será solicitado a ajudar, como na hora de "engolir" a pequena sonda, bastante flexível, que será introduzida na garganta.

Quando a sonda atinge o local desejado, passa a transmitir imagens. O profissional responsável pelo teste verifica a quantidade e a qualidade dessas imagens e só conclui o exame quando acredita que já tem todo o material necessário.

Durante todo o procedimento, o ritmo cardíaco do paciente é monitorado por um eletrocardiograma. Após o exame, é normal que a pessoa permaneça ainda sonolenta por algumas horas, bem como sinta a garganta irritada por um ou dois dias.

Cintilografia do miocárdio

Este exame é feito com a pessoa em repouso e depois sob o efeito de certo esforço físico (teste ergométrico de esteira ou bicicleta). O intuito do médico é comparar o comportamento das coronárias em cada situação – em repouso e sob esforço. Quando o paciente não pode se exercitar, tal esforço é simulado, um procedimento também chamado de estresse farmacológico.

Para isso, ele recebe na veia a injeção de uma substância (o dipiridamol, por exemplo) que acelera os batimentos cardíacos e equivale à situação de uma pessoa fazendo exercícios.

A despeito de o esforço ser simulado ou não, a cintilografia funciona mediante a aplicação de um contraste na veia do paciente, em geral é um isótopo radioativo (Tálium 201 ou MIBI). Como esse contraste permanece pouco tempo no organismo, não provoca danos. Além disso, ele pode ser "lido" com facilidade por uma câmera de raios gama, permitindo assim que o especialista visualize com detalhes toda a irrigação sangüínea do miocárdio, o músculo do coração.

Esse exame é habitualmente acompanhado por um eletrocardiograma que monitora o ritmo cardíaco o tempo todo. Além disso, um tubo intravenoso é colocado no braço do paciente, para a introdução do contraste que será aplicado, em geral, alguns minutos antes do término da sessão de exercícios.

Os exercícios são feitos numa esteira ou bicicleta, ou o paciente recebe uma substância que simulará esse esforço para, em seguida, deitar-se sob a câmera de raios gama que é capaz de visualizar o trajeto do contraste e registrar as imagens.

O equipamento arquiva essas primeiras "impressões", e o paciente descansa por três ou quatro horas até que o seu ritmo cardíaco volte ao normal para que a câmera grave, agora, mais uma bateria de imagens, desta vez mostrando o fluxo sangüíneo em situação de repouso.

Cateterismo

É um exame bastante importante e útil, porém considerado invasivo. Introduz-se um cano fininho chamado cateter (daí o nome cateterismo) pelo braço ou pela virilha do paciente que percorrerá as veias ou as artérias até chegar ao coração. Lá, ele mede a pressão interna do órgão e filma toda a região. Essas imagens ficam visíveis graças a um contraste injetado no paciente.

A pessoa permanece consciente e colabora todo o tempo. Eventualmente, o médico pedirá que ela inspire e em seguida prenda a respiração por alguns segundos, para que ele possa ver o coração do melhor ângulo.

O cateterismo é realizado por um médico cardiologista especializado. O exame é feito com o paciente deitado sob uma câmera de raios X ligada a um monitor. A área que recebe o cateter (braço ou virilha) é depilada, desinfetada e anestesiada localmente. Enquanto o cardiologista introduz o delgado tubo plástico em uma artéria e segue com ele até o coração, o paciente continua consciente.

Inserto o cateter, o cardiologista pode injetar contraste nas coronárias (*cineangiocoronariografia*), nos ventrículos (*ventriculografia*) e na aorta (*aortografia*).

O cateterismo verifica os pontos exatos por onde o sangue está tendo dificuldade de passar, fornecendo uma espécie de mapa do coração. É fundamental na avaliação das coronárias. O exame tão temido não é, nem de longe, um "bicho-papão". O normal é o paciente nem sequer sentir o cateter passeando por suas artérias. O que se pode sentir é certo calor, quando o contraste avança pelas artérias.

O médico acompanha todo o procedimento por um monitor ao mesmo tempo que as imagens obtidas pelos raios X são gravadas numa fita de vídeo, em disquetes ou CD-ROMS. O paciente pode até mesmo acompanhar o desenrolar do exame pelo monitor.

Esse é um exame extremamente seguro. E se o paciente estiver bem estável após o procedimento, receberá alta imediata e poderá reassumir suas atividades normais no dia seguinte. Além disso, 24 horas depois do cateterismo, todo o contraste já terá sido processado e expelido pelos rins.

Um detalhe interessante em relação ao cateterismo é que se trata de um método diagnóstico que muitas vezes funciona também como tratamento. Durante o exame, pode-se introduzir um cateter com um balão. O médico pode fazer esse balão se dilatar no ponto desejado e com isso desobstruir os pontos prejudicados por gordura aderida às paredes das artérias. É a angioplastia que será explicada adiante.

ATENÇÃO

Os contrastes, usados no cateterismo contêm iodo. Por isso é muito importante saber sobre o passado de alergia a essa substância e, ainda, se os rins funcionam normalmente. Se houver alergia ou problemas renais, o médico tem meios de contornar o problema.

4 Sinais de desgaste do equipamento

Muitas vezes, nós, os proprietários, abusamos por anos a fio, levando a nossa supermáquina a testar seus limites. E, então, nosso coração passa a dar sinais de cansaço... O defeito pode surgir em qualquer componente, sem alarmes no painel, e progredir até a perda de potência do motor que pode chegar a fundir. Boa parte dos problemas que podem comprometer o desempenho desse fantástico aparelho tem relação direta com as artérias coronárias. São problemas na distribuição do combustível para o próprio músculo cardíaco. Afinal, ele também precisa de muita energia para poder cumprir a sua função ininterruptamente. Quase sempre, essa má distribuição é provocada pela falha de irrigação do músculo cardíaco resultante do entupimento das artérias coronárias. E a causa desse entupimento é a *aterosclerose*. Mas e o que é *arteriosclerose*? Vamos, então, iniciar este capítulo investigando esse universo.

Arteriosclerose

De fato, é fácil confundir a aterosclerose com arteriosclerose (essas semelhanças entre termos médicos dificultam as coisas). A arteriosclerose ocorre como parte do processo de envelhecimento e é como ter rugas ou cabelos brancos: é inevitável e pode vir sem qualquer transtorno maior. Significa que as paredes das artérias estão endurecendo, perdendo sua elasticidade, estão envelhecendo. Como no automóvel, o depósito de ferrugem no motor, relacionado ao tempo de uso, uma verdadeira oxidação. Nesse ponto peço um favor a vocês: não rotulem tudo o que acontece na velhice à arteriosclerose, como a perda de memória, por exemplo. Isso é preconceito!

Aterosclerose

Esta tem como causa o desenvolvimento dos ateromas. Ateroma é o acúmulo de gordura que surge dentro de uma artéria ou veia, assemelhando-se a uma espinha no rosto de um adolescente. Essas espinhas internas podem ser pequenas e estáveis e nunca causar problemas mais sérios. Podem ainda crescer, ficar com uma capinha mais amolecida, virar uma espécie de furúnculo, entupindo boa parte do que chamamos de luz da artéria ou do vaso, ou seja, seu espaço interno, por onde o sangue é transportado. A verdade é que, ao longo da vida, dependendo de nossas predisposições genéticas e de nossos hábitos, um grande volume de gordura acumula-se no interior das artérias na forma dessas espinhas, constituindo um problema sério.

EVOLUÇÃO DA PLACA DE GORDURA NA ARTÉRIA

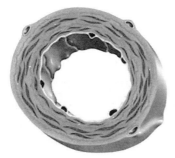
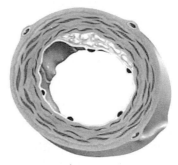

1. Artéria sadia

2. Ateroma ("espinha") crescendo

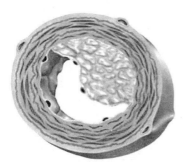
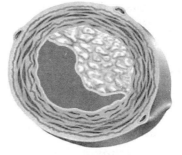

3. A espinha cresceu — entupimento parcial provoca angina (*a torneira ronca, mas ainda sai água*)

4. A espinha explodiu, o coágulo aparece e entope completamente a artéria — infarto (*a torneira secou*)

Curioso é perceber que, em geral, no caso do entupimento das coronárias, o organismo é tão competente em driblar os problemas que só mesmo quando a obstrução atinge mais de 90% de comprometimento da luz da artéria é que o fluxo sangüíneo se reduz a ponto de surgirem os primeiros sintomas causados pela falta de irrigação (isquemia).

Quando essa obstrução da luz é de 90% ou mais, pode surgir a angina, uma dor no peito, nas costas, na boca do estômago, nos braços ou até no queixo que pode ser comparada a uma torneira que, ao ser aberta, "ronca", mas ainda assim deixa um pouco de água fluir. Contudo, a obstrução da luz das artérias pode chegar a 100% e a torneira pode secar... Seria mais fácil se essas espinhas fossem crescendo lentamente até virarem furúnculos e provocassem sintomas que alertassem. Entretanto, essas espinhas podem estourar sem aviso prévio. E, quando estouram, elas liberam substâncias que estimulam um espasmo que faz contrair a artéria e ainda causam a formação de um coágulo sobre a espinha. Como resultado da espinha mais o espasmo e o coágulo, tem-se a oclusão, fechamento total da luz da artéria. O fluxo sangüíneo então é completamente bloqueado, e o tecido, antes mal irrigado, isquêmico, passa a ficar totalmente desnutrido, chegando a morrer. Isto é o infarto: a torneira secou!

É importante ressaltar que 40% dos infartos acontecem em razão de placas ou espinhas relativamente pequenas, as quais permaneciam ali silenciosas, sem sintomas e sem alterações nos exames (como eletro de esforço, por exemplo), até o momento em que explodem e causam o transtorno. São os casos de infarto logo após um *check-up* normal. Por que essas espinhas explodem? Quando há muito colesterol, o conteúdo da espinha aumenta, sua capa torna-se muito fina e ela fica mais vulnerável à explosão. Do mesmo modo, a pressão alta causa um maior impacto do sangue sobre as espinhas. Quando nos cuidamos, e estamos sob a ação de medicamentos que reduzem o colesterol, e controlamos a pressão alta, aumentamos a chance de a espinha "secar", reduzindo o risco de que venha a explodir. Ela pode estar obstruindo até 90% da luz da artéria, e ainda assim não causar problemas.

Por esse mesmo motivo os cardiologistas indicam o uso de aspirina (mas não tomem por conta própria). Ela representa proteção porque, além de afinar o sangue e evitar a formação de coágulos, tem ação antiinflamatória sobre a espinha. É bom lembrar que notícias e experiências desagradáveis, bem como esforços exagerados para a capacidade da pessoa, podem causar o estouro da espinha e provocar o enfarte (ou infarto, é a mesma coisa).

Esse mesmo processo da evolução da espinha pode acontecer em qualquer artéria do corpo. Nas pernas causa desde dor nas caminhadas (claudicação intermitente) até a gangrena de dedos, pés e pernas. Nos intestinos, desde cólicas e diarréias até a sua gangrena. No cérebro, desde pequenas alterações da visão, do equilíbrio etc. até o derrame com paralisias, entre outros problemas.

A medicina divide os problemas que o nosso corpo enfrenta em doenças crônicas e agudas. O crônico é tudo o que permanece, que se estende. O agudo é o que surge numa crise, se manifesta de vez em quando, de modo rápido, e depois desaparece por certo tempo, podendo deixar seqüelas, cicatrizes. A má distribuição do sangue em decorrência de problemas nas artérias coronárias causa algumas complicações crônicas e outras agudas. Falaremos sobre cada uma aqui.

Angina

É uma dor intensa, repentina, definida muitas vezes como um "aperto" que nasce no peito e parte em direção ao pescoço, aos ombros, ao queixo e ao braço; ocorre mais comumente depois de ou durante algum esforço físico, emoções ou ainda logo após as refeições.

Angina pectoris

Não é um ataque cardíaco; ela é um problema crônico que indica, porém, que a pessoa pode estar correndo o risco de sofrer um infarto, pois se trata de um sintoma da falta de irrigação sangüínea adequada no coração, de uma isquemia do miocárdio. O motor está rateando quando exigido porque a alimentação de combustível não é perfeita.

Uma angina pode ser estável ou instável. A do tipo estável tem um padrão regular e é recorrente. Quando surge, permanece por semanas, meses, até mesmo anos! Dá-se em geral após esforço físico ou depois de um forte estresse emocional e/ou mental.

A angina do tipo instável requer tratamento médico urgente. Ela surge de forma repentina, com dor mais freqüente e severa e, em geral, precede um ataque cardíaco, porque na verdade é um indicativo de que a falta de irrigação do coração, a isquemia, está piorando. Por isso é conhecida como "pré-infarto" ou "quase infarto". Nesse caso, o ateroma, a espinha que havia dentro da artéria, rompeu-se, mas não chegou a obstruir a passagem do sangue por completo. A situação é limítrofe, a dor é forte, mas os exames, como o eletro e outros, não apontam a existência de um ataque cardíaco. O médico precisa, então, internar o paciente numa UTI, prescrever anticoagulantes (remédios fortes para afinar o sangue) e também remédios que provoquem a dilatação da coronária. Com esses procedimentos, a dor passa, o processo "esfria" e chega a hora de o especialista tomar uma decisão: ou ele é mais agressivo e parte logo para um cateterismo ou é mais conservador e continua apenas controlando o caso com medicamentos.

Para combater qualquer tipo de angina, é preciso reduzir de algum modo o gasto de oxigênio do coração. Nesse sentido, alguns medicamentos fazem baixar o número de batimentos e diminuem o consumo de "combustível" da nossa supermáquina.

Outro método é tentar aumentar a oferta de "combustível" com medicamentos que relaxem e dilatem as artérias, ou com substâncias que dissolvam os coágulos que estão obstruindo as artérias. Mas às vezes é preciso lançar mão de tratamentos que dilatem a área obstruída (angioplastia) ou de cirurgia (veja Capítulo 6).

Reduzir ou eliminar fatores de risco auxilia no controle da angina: diminuir ou parar de fumar, controlar a

INFARTO: GANGRENA DO MÚSCULO CARDÍACO

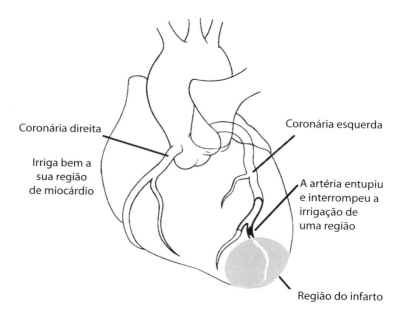

pressão que anda alta e fazer cair o nível de colesterol, além de perder o excesso de peso.

Infarto do miocárdio

O infarto agudo do miocárdio, *ataque cardíaco* ou *enfarte*, acontece quando o abastecimento de sangue de alguma região do músculo do coração está completamente comprometido. Se esse desabastecimento persiste por mais de vinte minutos, as células do músculo cardíaco começam a sofrer danos irreversíveis e são destruídas (a necrose, que é uma gangrena). Dependendo da extensão dos danos sobre o miocárdio, o paciente pode seguir sem grandes problemas, ter o funcionamento cardíaco prejudicado ou até mesmo morrer. É bem diferente um pequeno incêndio na cozinha ou um grande incêndio no prédio inteiro. De qualquer modo, é sempre importante apagar o incêndio o mais rápido possível.

A causa principal desse tipo de problema é a aterosclerose, como já comentamos. Os sintomas típicos são dor, sensação de aperto ou pressão sobre o peito, dificuldade de respirar, desmaio, enjôo, vômito, dor nos braços, no pescoço, nos ombros e nas costas. Esses sintomas podem ser severos, moderados e até mesmo imperceptíveis. Há um bom número de ataques cardíacos que ocorrem no mais completo silêncio. As pessoas só ficam sabendo que já sofreram um infarto quando o problema é detectado num exame de rotina. Não vacile! Procure ajuda médica imediatamente diante de qualquer suspeita. Peque por excesso.

Aneurisma da aorta

Aneurisma é uma dilatação de uma artéria que pode levar a seu rompimento. Ela pode ocorrer em qualquer artéria, inclusive na aorta, em todo o seu trajeto, tanto torácico quanto abdominal.

Quando em estado normal, qualquer artéria é flexível, elástica e tem a forma de um tubinho, como se fosse um cilindro oco e uniforme. Mas às vezes ela adoece ou sofre algum tipo de dano e perde tais características. A artéria desenvolve, então, um "balão", uma "bolsa" ou "bolha", e perde sua elasticidade e força. Do mesmo modo que uma bexiga, à medida que vai dilatando, vai esticando, afinando suas paredes, e pode romper-se a qualquer instante, produzindo uma hemorragia e efeitos devastadores. Esse processo é especialmente perigoso, pois em geral se manifesta com fortes dores ou hemorragia sem ter dado qualquer aviso prévio.

Embolia

Quando a circulação sangüínea é muito lenta, o engrossamento do sangue é facilitado. Por isso, se o músculo cardíaco está muito enfraquecido, podem surgir coágulos (trombos).

Às vezes o trombo (coágulo) libera um pedacinho (êmbolo). Como se fosse uma partícula de sujeira, o êmbolo passeia livremente pela circulação, mas tem seu curso interrompido quando chega a uma artéria menor, onde o fluxo sangüíneo é interrompido, bloqueado. A embolia ocorre com mais freqüência nas artérias cerebrais, evento que chamamos de derrame. Mas a embolia também pode ocorrer nas pernas, causando dor e gangrena, e nos pulmões, provocando falta de ar.

Derrame

Também conhecido como AVC (acidente vascular cerebral), não é uma doença do coração, mas integra este livro porque tem ligação estreita com as causas de vários entre os principais males que podem acometer a sua supermáquina.

Um derrame pode acontecer sem aviso algum. Mesmo quando a pessoa tem algum sintoma, ele pode durar só um breve tempo ou o dia inteiro. Os sintomas mais comuns são: perda de consciência, confusão mental, falta repentina de coordenação motora ou equilíbrio; súbita fraqueza ou formigamento nas pernas, nos braços ou mesmo no rosto, quase sempre de um só lado do corpo; súbita dificuldade para falar ou enxergar; dor de cabeça forte que surge sem qualquer aviso.

Um AVC ocorre quando uma artéria, levando sangue cheio de oxigênio e nutrientes para o cérebro, apresenta um bloqueio; esse obstáculo pode ser uma trombose causada pela explosão da placa de gordura (nossa famosa espinha) ou um êmbolo. Êmbolo é um coágulo ou uma partícula qualquer que, de repente, chega pela circulação, entope o caminho e não permite mais a passagem do sangue. Na ausência do sangue cheio de nutrientes e oxigênio, parte do cérebro que deixa de ser irrigada morre, necrosa, gangrena. Como as células cerebrais, em última instância, controlam todas as nossas funções, essa necrose vai comprometer determinadas funções do corpo. Evitar conviver com danos às vezes devastadores e permanentes do AVC é mais uma razão para nos preocuparmos muito com as nossas artérias.

O que se tem notado é que a trombose afeta quase sempre artérias que já estão adoentadas, sofrendo de aterosclerose. Sabe-se também que é mais comum sofrer derrames desse tipo quando a pressão do sangue está mais baixa, à noite ou logo no começo da manhã. Observa-se ainda que uma isquemia maior, mais comprometedora, pode ocorrer na maioria das vezes depois de uma série de "miniderrames" que mal são notados.

Além do derrame isquêmico, existe o *derrame hemorrágico*, caso em que os vasos sangüíneos se rompem. Essa rotura acontece em pontos fracos das artérias do cérebro, pequenos aneurismas, principalmente quando a pressão arterial se eleva muito.

Esse rompimento resulta numa inundação de sangue no tecido cerebral. Transpondo para a imagem de um motor, o acidente vascular cerebral isquêmico é uma pane seca, enquanto o hemorrágico é um encharcamento que pára o motor.

Arritmias

Toda máquina tem um ritmo próprio que torna seu desempenho o melhor possível. Quando, por algum motivo, o andamento do coração se altera, é porque está acontecendo uma *arritmia*. É claro que o ritmo de um motor está sempre variando de acordo com as situações que vivemos. Ao dirigir, o motorista muda de marcha constantemente sempre que o carro precisa fazer um esforço maior ou menor, como subir uma rua íngreme, por exemplo. Pois o mesmo acontece com o coração.

Se o corpo está em repouso, o músculo cardíaco pulsa numa freqüência média de sessenta a oitenta vezes por minuto. Se corremos, praticamos esporte ou estamos muito nervosos ou ansiosos, o batimento naturalmente se altera, fica mais acelerado.

Quando a freqüência cardíaca cai para menos de sessenta batidas por minuto, chama-se este "defeito" de *bradicardia* – que corresponde exatamente àquele motor "fora do ponto" que "morre" no primeiro semáforo.

E quando o coração dispara, chegando a mais de cem batimentos por minuto sem motivo justificado (sem esforço físico, por exemplo), o que ocorre é conhecido como *taquicardia* e equivale ao motor superacelerado, que gasta litros e litros de combustível, desgastando desnecessariamente suas peças. As famosas extra-sístoles são batimentos que se antecipam ao próximo batimento normal. Elas podem aparecer poucas ou muitas vezes ao dia, causando ou não sintomas.

Na *fibrilação atrial* o que se tem é uma desorganização do ritmo do coração, que causa descompasso e aceleração. É relativamente comum, atingindo 2% da população em geral e até 10% dos idosos.

Nos casos de taquicardia e de fibrilação, o que mais "incomoda" é que, pela primeira vez, a pessoa percebe que seu coração existe e por esse motivo fica sobressaltada.

Isso se dá por conta das palpitações, que várias pessoas chamam também de "batedeira" e são muito bem definidas pela expressão "com o coração saindo pela boca". Mas outros sintomas também podem aparecer, como dor no peito (angina), tontura, palidez, suor excessivo (sudorese) e até mesmo desmaios (síncopes).

É pouco freqüente encontrar jovens que sofram de arritmias causadas por doenças cardíacas. Nessa faixa etária é mais comum que esse mal seja provocado por alto nível de estresse ou de ansiedade, por inflamações ou infecções em outros órgãos, pela prática de exercícios físicos mal orientados ou ainda pelo uso de anabolizantes ou de drogas (especialmente a cocaína). Mas existem casos em que a arritmia em jovens está relacionada com malformação cardíaca associada a bloqueios congênitos, ou ainda com problemas nos circuitos elétricos que envolvem os nervos do coração (provocando disparos súbitos e também palpitações). Nesse grupo também há registro de arritmias provocadas por miocardites, que são inflamações no músculo cardíaco.

Entre os adultos (dos 25 aos 45 anos), os casos de arritmia surgem quase sempre em razão de exercícios físicos ou de uma atividade intensa executada sob enorme pressão e tensão, o que as pessoas em geral descrevem como uma sensação de que o "coração falhou" ou "parou" (especialmente nas extra-sístoles).

A bebida, o cigarro, o café, os exercícios inadequados – como aquela velha história de exercitar-se apenas nos finais de semana –, a atividade sexual exercida de modo desenfreado, o hipertireoidismo, a anemia, as quedas do nível de potássio no sangue e, nas mulheres em especial, o uso de medicamentos para emagrecer são os principais fatores que levam pessoas adultas a sofrer de arritmias.

As pessoas com mais de 45 anos precisam prestar ainda mais atenção à arritmia. E, depois dos sessenta, não é raro encontrar casos de bradicardias tão intensos a ponto de provocar desmaios.

O tratamento das arritmias com medicamentos (os antiarrítmicos) implica tomar o remédio pelo restante da vida e resolve cerca de 60% das taquicardias. Outros casos podem ser tratados com a introdução de um cateter no interior do coração por uma veia ou artéria. Daí, lançando mão de uma fonte geradora de energia, o médico queima e destrói o tecido onde está sendo gerada a arritmia. O método é com certeza mais invasivo, mas, por outro lado, pode trazer a cura definitiva para o problema. Nos casos de bradicardia grave com sintomas, os marcapassos podem ser empregados (veja Capítulo 6).

Por fim, existem os casos bastante graves de arritmias que, em geral, acometem pessoas que já tiveram parada cardíaca ou infarto. Para esses pacientes, existe a possibilidade de implantar um aparelho de tecnologia de ponta denominado *cardiodesfibrilador*. Esse equipamento monitora o ritmo do coração e, ao detectar uma taquicardia ou uma parada cardíaca, promove no mesmo instante estímulos elétricos que revertem esse quadro, trazendo o coração de novo ao seu ritmo normal.

IMPORTANTE

Ao sentir algum tipo de mudança no ritmo do coração, você deve procurar o médico, do mesmo modo que visitaria o mecânico em vez de sair por aí dirigindo um carro que está acelerando ou "morrendo" cada vez que você pára no sinal vermelho. Muitas vezes, o problema pode ser eliminado com a simples suspensão de um remédio. E é bom saber que a maioria dos casos de arritmia é tratável.

Além disso, no consultório não é raro recebermos pacientes que sofrem de palpitações sem que exista qualquer problema cardíaco, o que se descobre ao final de muita conversa e alguns exames. Por exemplo, aquele jovem tem hemorróidas que sangram bastante e continuamente. Contudo, por preconceito, ele não trata do problema. O sangramento leva a uma anemia, que resulta em fraqueza, cansaço e falta de ar quando há esforço e até "batedeira".

O mesmo pode ocorrer com mulheres que têm menstruação abundante. A melhor saída nesses casos é simples: basta conversar de modo franco e aberto com o médico.

Parada cardíaca

A parada cardíaca acontece quando o coração não se contrai. Com freqüência é precedida de uma sucessão muito rápida e caótica de batimentos, a fibrilação ventricular, uma espécie de colapso. Esse quadro é gravíssimo, mas pode ser revertido em boa parte dos casos se houver socorro rápido e especializado, sobretudo com o uso de um desfibrilador. Essa máquina – tão popular no cinema e nos seriados de TV – produz uma forte descarga elétrica sobre o coração na tentativa de fazer com que ele retome o seu ritmo normal.

Nesse quadro dramático, as técnicas de ressuscitação, principalmente a massagem cardíaca e a respiração boca a boca, atuam no sentido de manter a circulação na área do cérebro e do próprio coração, até que o desfibrilador possa ser utilizado. O emprego desse recurso reduz consideravelmente os danos ao coração e já salvou inúmeras vidas (veja mais detalhes na página 110).

Quase metade dos casos de parada cardíaca acontece de modo silencioso e repentino em pessoas que nunca tiveram diagnóstico algum de problemas no coração. É muito importante lembrar que a maioria das paradas cardíacas ocorre em casa e é presenciada por crianças e adolescentes. Por isso, nossos jovens devem aprender as técnicas de primeiros socorros.

Síncope

É um desmaio de curta duração, com recuperação completa. Um verdadeiro "apagão" momentâneo causado pela redução da circulação de sangue no cérebro.

A síncope pode ser ocasionada por uma série de fatores além das doenças cardíacas: dor severa, estagnação de sangue nos membros inferiores, mudanças súbitas na posição do corpo, intensos ataques de tosse, variações bruscas da pressão, problemas neurológicos, metabólicos e pulmonares, medicamentos e estresse. Vocês já podem ter visto pessoas sofrer síncopes ao depararem com uma barata ou uma pessoa machucada e até mesmo antes de um exame ou na hora do casamento. Que desagradável! É claro que a orientação médica é sempre necessária, mas as síncopes nos jovens costumam ser benignas, enquanto nos adultos e principalmente nos idosos podem ter causas graves.

Os casos mais sérios em geral estão relacionados às doenças cardíacas. É importante investigar em esportistas se o histórico familiar registra síncopes e casos de morte súbita.

Doenças das valvas

O coração tem quatro valvas que funcionam no controle da entrada e da saída de sangue, enquanto o nosso supermúsculo bate mais de cem mil vezes num só dia. Isso quer dizer que elas são peças muito fortes e flexíveis que trabalham sob pressão e com perfeição milhões e milhões de vezes ao longo de nossas vidas.

Mas às vezes essas "peças" apresentam problemas. Uma de suas válvulas pode já nascer com algo diferente, anormal, e precisar de um reparo imediato, ou ainda ter um defeito de fabricação (congênito) bem pequeno, que, com o passar dos anos, torna-se um problemão. Doenças como a febre reumática e algumas infecções bacterianas também podem causar cicatrizes ou mesmo danos a uma ou mais válvulas. Há ainda a possibilidade de o processo natural de envelhecimento simplesmente comprometer seu bom funcionamento, devido a um grande acúmulo de cálcio, como veremos com mais detalhes a seguir.

Às vezes as valvas não se abrem como deveriam; nesse caso, temos uma *estenose*. Quando o problema é no fechamento, dizemos que existe ali uma *insuficiência*.

A valva com *estenose* é como uma porteira enferrujada, difícil mesmo de ser aberta. Nesse caso, ocorre um verdadeiro congestionamento de tráfego no coração, porque o sangue tem de passar uma barreira, que é a valva que não abre direito.

No caso de *insuficiência*, é como se a porta estivesse empenada, e aí o sangue trafega na contramão porque parte dele volta para a câmara cardíaca de onde veio através da valva que não fechou direito.

Independentemente de qual seja a natureza do problema, o mau funcionamento de uma válvula faz o coração trabalhar muito mais do que deveria. Isso pode fazer com que o coração fique grande, "cresça" para suportar o trabalho extra. Mas tudo tem um limite. Quando a nossa supermáquina não agüenta mais fazer todas as compensações, o músculo cardíaco se cansa e temos de evitar que esse cansaço seja irreversível.

Por isso, ainda que uma pessoa com problema na valva consiga viver normalmente, é necessária uma supervisão médica cuidadosa, para indicar no momento certo uma cirurgia da valva para "apertar os parafusos".

Os sintomas dependem da valva acometida, do tipo e do grau do defeito, do tempo de existência do problema e do grau de cansaço do músculo cardíaco. Os principais sintomas são: cansaço, tontura, síncope, falta de ar, palpitações e inchaços.

Como já vimos, as causas das doenças das valvas podem ser defeitos congênitos, febre reumática, infecções, acúmulo de cálcio sobre as válvulas (comum nos idosos) e o famoso prolapso da valva mitral. Falemos um pouco delas:

Prolapso da válvula mitral

Já dissemos que a valva mitral é comparável à porta de um *saloon* de um filme de bangue-bangue, com as suas duas portinholas (as válvulas). Elas abrem e fecham constantemente a cada batimento cardíaco. Normalmente, porém, ao se abrirem, as portinholas só se movimentam para fora do *saloon*, nunca para dentro. Imaginem se a dobradiça de uma dessas portinholas estiver frouxa e permitir que ela se movimente para dentro do *saloon* na hora do fechamento. Desse modo, as portinholas não vão se encontrar como deveriam, deixam uma fresta e o fechamento não será perfeito. Esse é o defeito do prolapso da valva mitral.

Felizmente, na enorme maioria das vezes, a fresta é muito pequena e não atrapalha. O médico chega a perceber que ela existe, auscultando, ou por meio do ecodopplercardiograma. Contudo, a fresta pode ser grande e permitir o fluxo de sangue na contramão, uma verdadeira insuficiência mitral.

Febre reumática

Esta doença pode acarretar danos sérios e permanentes às válvulas do coração, mesmo que isso não seja notado imediatamente.

A febre reumática tem como origem, nas pessoas predispostas, uma espécie de alergia às infecções de garganta. Acomete em geral crianças e adolescentes entre cinco e quinze anos e caracteriza-se por febre alta por, no mínimo, dez dias, além de uma dor similar à da artrite que ataca, a cada instante, uma junta diferente do corpo. Costuma-se dizer que esta doença "lambe as articulações e morde o coração". Em alguns casos é preciso fazer uma cirurgia para solucionar os danos provocados nas válvulas. Nas crises, o tratamento consiste no uso de antiinflamatórios e cortisona, além de antibióticos para a infecção da garganta. Fora das crises são utilizados antibióticos para prevenir infecções.

Miocardite

É a inflamação do miocárdio. Existem várias causas para a inflamação do músculo cardíaco, como infecções, principalmente virais, e a própria febre reumática, ou mesmo intoxicação pelo abuso de drogas. O tratamento é normalmente feito com analgésicos e antiinflamatórios. Fatores genéticos têm sido comprovados no surgimento de miocardite em pessoas de uma mesma família.

Endocardite

É a infecção do endocárdio (a membrana que reveste o interior do coração). Na maioria das vezes são as infecções das valvas que fazem parte do endocárdio.

Relativamente rara, a infecção do endocárdio ocorre quase sempre em um coração que já apresenta algum tipo de problema congênito ou disfunção das válvulas, e dá-se pela ação de bactérias que estavam antes instaladas em outros locais, como boca, sistema respiratório ou trato intestinal. É também bastante comum que sua presença tenha relação com algum procedimento cirúrgico, até mesmo dentário. Outro grupo de risco é o de usuários de drogas injetáveis. O tratamento implica uso de antibióticos na veia por um mês e a cirurgia da valva se a infecção persistir ou estragar a valva. Por isso mesmo o melhor caminho para combater endocardites é a prevenção. Portanto, se você está ciente de que tem algum tipo de problema nas valvas do coração, deve prestar atenção redobrada e até tomar antibióticos antes mesmo de submeter-se a tratamento dentário que envolva sangramentos da gengiva e/ou da língua, bem como outros procedimentos, como uso de sondas ou cirurgias.

Insuficiência cardíaca

Quando o coração não está bombeando o sangue como deveria, tem-se uma insuficiência cardíaca. Em decorrência de artérias entupidas, pressão alta, problemas no músculo ou nas válvulas, as câmaras do coração já não trabalham o suficiente para manter o volume necessário de fluxo sangüíneo. O motor perdeu potência. Na verdade, o músculo cardíaco "paga o pato" pelos defeitos dos outros componentes da máquina.

A insuficiência cardíaca desenvolve-se devagar e quase sempre sem ser notada. Quando o coração começa a perder sua capacidade de trabalho, ele tenta dar um "jeitinho" na situação. Para compensar o desajuste, às vezes aumenta de tamanho, "esticando" as câmaras, aumenta a sua massa muscular, ou ainda trata de bombear mais depressa. Mas essas "soluções" na verdade mascaram o problema e em breve se mostram ineficientes.

Quando o defeito é do lado esquerdo do coração, o sangue que encontra dificuldade de circular do pulmão para o átrio e o ventrículo esquerdo acaba represado nos pulmões, causando um inchaço nesse órgão, que, em grau extremo, é o *edema pulmonar*. Na prática, a pessoa sente falta de ar, a princípio para grandes esforços e progressivamente para os pequenos, até surgir quando está em repouso. Em grau extremo, não dá para ficar deitado, devido à falta de ar.

Na insuficiência do lado direito do coração, o sangue que está voltando pelas veias tem dificuldade em completar este itinerário e fica estagnado. Na prática, a pessoa nota que suas pernas vivem dando sinais de inchaço, o fígado fica inchado e dolorido.

Vale a pena repetir: a aterosclerose não é a única causa de uma insuficiência cardíaca. Eventos como infarto do miocárdio, pressão muito alta, problemas nas válvulas, doenças que acometem o próprio músculo do coração, cardiopatias congênitas, diabetes, casos severos de anemia, arritmias e disritmias, hipertireoidismo e ainda afecções graves no pulmão – tudo isso pode atrapalhar o bom andamento de nossa supermáquina.

5 Manutenção preventiva

Boa parte das falhas que ocorrem com o motor do nosso carro pode ser evitada com um pouco de cuidado e atenção. Trata-se da manutenção preventiva – uma série de simples ações que aumenta a vida útil do equipamento e consegue extrair dele o melhor desempenho possível. Com o nosso coração acontece o mesmo: você pode ter hábitos saudáveis, pode driblar os fatores de risco e assim viver muito mais e melhor.

A ciência, com seus estudos sistemáticos, descobriu que alguns fatores fazem com que cresça consideravelmente a chance de uma pessoa ter sérios problemas nas artérias e no coração. Esses elementos ganharam o nome de *fatores de risco*. Eles podem ser divididos em dois grupos. O primeiro deles reúne a herança genética, a idade, o sexo, e são dados com os quais você precisa aprender a conviver, porque não há como mudá-los. Mas existe o segundo grupo, o de fatores de risco controláveis, e é sobre eles que vamos conversar agora. Porque cada um de nós pode mudar o curso da nossa história a partir do momento em que passa a adotar um novo estilo de vida, mais saudável.

Os fatores de risco agem como a sujeira no combustível, diminuindo a lubrificação, estreitando e entupindo mangueiras e tubulações. Por isso, devemos combatê-los para preservar o nosso motor e aumentar a sua vida útil.

Fatores controláveis

Podemos controlar diabetes, tabagismo, colesterol, triglicérides, pressão alta e sedentarismo. E ainda podemos lutar contra a obesidade, manter o estresse baixo e combater a depressão. Um novo fator de risco que vem chamando a atenção é a homocisteína, sobre a qual falaremos adiante.

Muitos desses fatores estão ligados uns aos outros, como diabetes e pressão alta, como se viessem em pacotes. Desgraça pouca é bobagem, não é mesmo? Mas se estamos conscientes dos riscos que corremos, a prevenção e os tratamentos podem levar a mudanças drásticas.

Pressão alta

É o mesmo que *hipertensão arterial* e, apesar de ser considerada um dos maiores fatores de risco para doenças cardiovasculares, é uma doença de tratamento relativamente fácil.

Quando o coração se contrai e depois se expande, expulsando um volume de sangue de seu interior para as artérias, ou relaxa para receber outro volume de sangue, gera força. Essa força é determinada basicamente pela quantidade de sangue bombeado mais o grau de elasticidade e dilatação das artérias. Isso é o que medimos e chamamos de pressão arterial.

A pressão vem sempre expressa numa relação entre dois números: a pressão mínima, ou diastólica, e a pressão máxima, ou sistólica. Ela atinge o seu maior valor (sistólica) quando o coração se contrai para impulsionar o sangue para fora do seu interior. Depois, quando o músculo cardíaco relaxa, a pressão cai (diastólica). Se comparamos ao nível do mar, no instante de calmaria, o nível representa a pressão diastólica ou mínima, enquanto a crista de uma onda pode ser comparada à pressão sistólica ou máxima.

A pressão é medida por um aparelho chamado esfigmomanômetro. A parte colocada em torno do braço (ou da perna) chama-se manguito de borracha. O médico ou técnico que estiver medindo a pressão vai encher de ar o manguito até interromper o fluxo sangüíneo, depois colocará a ponta do estetoscópio sobre uma artéria. Em seguida, ele esvaziará lentamente o manguito.

À medida que o ar é liberado, é possível ouvir no estetoscópio dois ruídos provocados pelo restabelecimento do fluxo sangüíneo. O primeiro deles corresponde à pressão sistólica e o segundo, à diastólica. No mesmo instante, uma pequena seta aponta para os respectivos números no manômetro. Esses números são expressos em mmHg, ou seja, em milímetros de mercúrio.

Um adulto em repouso tem pressão considerada normal quando ela tem valores de 120 a 130 mmHg por 80 a 85 mmHg. Se a máxima estiver maior que 140 mmHg e a mínima estiver maior ou igual a 90 mmHg, diz-se então que o paciente está com pressão alta.

Em 90% dos casos não é possível apontar um culpado pela hipertensão, mas sabe-se que negros, idosos, obesos, indivíduos que consomem sal em excesso, que abusam do álcool, sedentários ou que usam anticoncepcionais, antiinflamatórios e corticóides são mais propensos a ter hipertensão, assim como os que sofrem de diabetes, gota ou de problemas renais.

A hipertensão pode ocorrer em qualquer etapa de nossa vida, até mesmo na infância, todavia é mais comum depois dos 35 anos. As estatísticas apontam que, de cada cem adultos, vinte sofrem de hipertensão. Essa porcentagem cresce quando se chega à terceira idade – 65 anos é a idade oficial do início dessa fase, para efeitos de pesquisa e estatísticas, mas a idade biológica varia de uma pessoa para outra, e é essa que vale no que diz respeito à saúde e à qualidade de vida –, atingindo então 50% das pessoas. É importante esclarecer que a hipertensão em idosos é comum, entretanto não é normal e exige controle médico.

Um círculo vicioso colabora enormemente para que a hipertensão se manifeste e perdure: as artérias endurecidas aumentam a pressão, e a pressão alta contribui no processo de endurecimento das artérias. Além disso, com essas duas alterações, o coração tem de fazer mais força para se contrair e relaxar. Por este motivo, a hipertensão é considerada um dos maiores fatores de risco não só para o desenvolvimento de doença arterial coronariana (angina e infarto), como também de derrames, insuficiência cardíaca e falência de outros órgãos, como os rins.

Hipertensão é uma doença silenciosa e só costuma apresentar sintomas quando já está a ponto de provocar danos graves ao paciente. Os sinais de sua presença vão depender do nível de comprometimento dos órgãos. Pode-se notar, por exemplo, angina, falta de ar e/ou inchaços.

Por outro lado, é preciso esclarecer que a pressão normalmente oscila. Uma pessoa que lê um livro calmamente instalada numa poltrona exige muito menos do coração do que uma que está jogando basquete ou arrancando um dente! Portanto, o médico tem de tomar cuidado ao analisar certas queixas, principalmente a dor de cabeça e a tontura. Elas podem surgir em decorrência de vários motivos, como uma tensão emocional, sendo acompanhadas de um aumento da pressão circunstancial. Isto é, neste caso, o aumento é conseqüência, e não causa do problema.

Freqüentemente encontramos no consultório o paciente que entra apressado, bastante preocupado, porque teve dor de cabeça, alguma tontura, sentiu o corpo tremer e resolveu medir a pressão na farmácia da esquina! Constatou então que ela estava alta. Pronto: ele se desespera, voa para o pronto-socorro, tornando-se em seguida um escravo da pressão. Mede-a todo dia, toda hora. Compra um aparelho, muitas vezes sem a precisão adequada, fazendo de seu uso uma rotina neurótica. Isso é muito comum com pessoas ansiosas e fóbicas. Esse é um exemplo em que a pressão sobe justamente por causa do aspecto psicológico alterado – percebam como nesse caso a pressão alta é vítima, e não culpada.

O médico deve medir a pressão de seus pacientes mais de uma vez numa mesma consulta e pode, ainda, pedir que o paciente faça novas medições alguns dias depois para garantir que o aumento da pressão não seja resultado de uma tensão emocional.

Embora a hipertensão não tenha cura, pode ser controlada. Por isso, o sucesso do tratamento está nas mãos do paciente. Deve-se ter disciplina e seguir à risca as orientações médicas, sem interrupções, começando pela adoção de uma dieta com restrição de sal e dos alimentos salgados (é preciso ler as informações contidas nas embalagens), calorias e álcool, passando pela prática regular de algum tipo de atividade física e o controle do tabagismo.

O médico pode ainda prescrever remédios para a pressão (hipotensores) de diversos tipos: diuréticos, betabloqueadores, inibidores de enzima conversora, bloqueadores dos canais de cálcio ou ainda alfabloqueadores.

É recomendável medir a pressão corretamente, é claro, duas vezes por ano, pelo menos. Afinal você não pede para calibrar a pressão dos pneus para conservá-los e rodar macio?

Tabagismo

É praticamente impossível que o coração e o pulmão de um fumante funcionem direito. Por isso o fumante tem enormes chances de desenvolver vários tipos de doença, como derrame, câncer, enfisema pulmonar, bronquite crônica e problemas cardíacos.

Essas chances crescem ainda mais quando o hábito de fumar está associado a outros fatores de risco. Mulheres, por exemplo, que fumam e usam anticoncepcionais aumentam em muito o risco de sofrer de doenças coronarianas e derrame. Também a proporção entre os dois tipos de colesterol ("bom" e "ruim") é desfavorável entre os fumantes. Além disso, o fumante tem o dobro de chance de sofrer um ataque cardíaco.

Vários ingredientes do cigarro (nicotina, alcatrão e monóxido de carbono) são verdadeiros venenos para o coração e a circulação. Essas substâncias aumentam o ritmo cardíaco, promovem a contração das artérias e tornam os batimentos cardíacos irregulares. Todas essas alterações fazem com que a nossa supermáquina trabalhe cada vez mais, para compensar as deficiências causadas pelo fumo.

Os componentes do cigarro também fazem a pressão arterial subir e provocam a formação de placas de gordura nas artérias. Afetam ainda os níveis de uma substância responsável pela coagulação do sangue (o fibrinogênio), o que pode gerar a formação de coágulos nos vasos sangüíneos.

Por tudo isso, idealmente, parar de fumar ou, no mínimo, diminuir drasticamente o número de cigarros consumidos por dia é uma necessidade absoluta para quem está seriamente empenhado em se manter saudável. E não estamos falando aqui de ganhar mais alguns anos de vida, mas de poder escolher que tipo de qualidade de vida teremos enquanto vivos. A maior parte dos males provocados pelo tabagismo implica processos dolorosos e desgastantes, tanto para o paciente quanto para a sua família – quem já acompanhou de perto a evolução de um enfisema pulmonar ou o dia-a-dia daqueles que sofreram violentos derrames sabe muito bem o que isso pode significar.

Por outro lado, é preciso admitir que o cigarro tem ingredientes que viciam e, portanto, largar ou diminuir a dose pode ser uma tarefa árdua. Mas é necessário tentar e tentar e tentar.

Muitas pessoas tiveram sucesso em suas tentativas e conseguiram abandonar o cigarro sozinhas. Existem alternativas auxiliares como os adesivos (*patches*) ou os chicletes de nicotina. Mas, atenção: esses recursos só devem ser usados sob orientação médica. Tais produtos atacam principalmente a dependência psicológica. No caso da goma-de-mascar, deve-se começar mastigando um pedaço sempre que a vontade de fumar surgir. Depois, com o tempo, é preciso ir diminuindo a quantidade até o organismo acostumar-se com a presença cada vez menor da nicotina e, finalmente, dispensar o chiclete. Já o adesivo colado na pele libera para o corpo pequenas doses de nicotina o tempo todo.

Tanto o adesivo quanto a goma-de-mascar, porém, partem do princípio de que a pessoa não esteja fumando. Se ela utilizar os produtos e ao mesmo tempo fumar, pode sofrer uma espécie de overdose de nicotina com conseqüências desastrosas. Além disso, não podem ser usados por longo tempo. Eles devem servir apenas como uma ponte para levar o organismo a uma vida sem nicotina. É preferível combinar o uso do adesivo ou do chiclete com outras formas de apoio.

A acupuntura também tem registrado sucessos nesse setor. Não é um tratamento que se mostra eficaz para todos, pois normalmente atua mais no aspecto psicológico do tabagismo, sem dúvida nenhuma bastante importante.

Existem também programas de apoio desenvolvidos em grupos ou para funcionários de grandes empresas, em especial de multinacionais, e algumas poucas entidades que oferecem ajuda a quem toma essa importante decisão e precisa de uma força.

Evite os métodos "incríveis" que de vez em quando surgem por aí, sem nenhuma comprovação científica. Tente pesquisar a fundo sobre as novidades e converse sempre com o seu médico de confiança.

Uma novidade que deu certo surgiu em dezembro de 1985, quando o Food and Drug Administration (FDA), órgão rigoroso que controla o lançamento de novos medicamentos nos Estados Unidos, liberou o uso de remédios à base de bupropiona. O remédio é na verdade um antidepressivo, reconhecidamente um auxiliar no tratamento do tabagismo.

Ele não contém nicotina, não vicia, não causa sensação de euforia. Pode levar de duas a três semanas para começar a funcionar e até oito semanas para mostrar efeito mais pleno. O paciente é proibido de ingerir álcool durante o tratamento e, atenção, não deve *começar a fazer uso do remédio sem orientação médica*.

O método que o fumante escolhe para largar o vício é indiferente. O que importa é o resultado: quando se pára de fumar, os benefícios são imediatos, mesmo para os que já estão na terceira idade.

Doze horas depois de uma pessoa ter apagado o seu último cigarro, o corpo começa uma espécie de processo de regeneração. Os níveis de monóxido de carbono e de nicotina despencam com rapidez. Poucos dias depois, o paladar e o olfato parecem renascer e, se havia tosse, ela tende a desaparecer, ao mesmo tempo que o sistema digestivo começa a voltar à normalidade. O ex-fumante também vai se sentir mais bem-disposto, menos cansado ao caminhar em ruas íngremes ou ao subir escadas. E, o mais importante: o risco de ter um ataque cardíaco cai incrivelmente, mesmo para os que já tenham sofrido infarto.

Muitos temem engordar ao deixarem de fumar. É verdade, engorda-se; mas o normal é ganhar algo em torno de dois quilos, raramente mais do que isso. E de um jeito ou de outro, não dá para comparar os benefícios para o corpo. Além do mais, a pessoa pode muito bem parar de fumar e tomar providências para não engordar, como, por exemplo, começar a fazer alguma atividade física com regularidade, o que, aliás, vai ajudá-la a canalizar a ansiedade pela carência de nicotina.

O charuto é um problema. Com certeza alguns amigos meus vão se chatear com o que escrevo agora, porque costuma ser senso comum entre os amantes desse vício de salão que ele não faz mal, pois ninguém traga quando saboreia um charuto. Entretanto, a verdade é que até pouco tempo nada se falava simplesmente porque não havia estudos a esse respeito. Agora já está mais do que provado que fumar charuto é tão prejudicial para a circulação quanto o cigarro comum. Além disso, a mucosa da boca absorve substâncias que aumentam em muito as probabilidades de o fumante vir a ter, por exemplo, câncer na bexiga ou na boca.

Antes de mudar de assunto, é bom chamar a atenção para o fato de que fumante passivo existe, sim! Conviver com a fumaça do cigarro dos outros prejudica a circulação e causa problemas cardíacos. E, lembre-se, para conseguir parar de fumar, seja com o tratamento que for, a sua força de vontade vai fazer a maior parte do trabalho.

Sedentarismo

Uma pessoa é sedentária quando não pratica atividade física. O exercício diminui a obesidade, ajuda a controlar os níveis de colesterol, o diabetes e até a pressão alta. Ele também deixa o músculo cardíaco em boa forma e estimula a circulação sangüínea em cada centímetro do corpo, além de diminuir a tensão, o estresse, a ansiedade e combater sentimentos de inadequação, baixa auto-estima e depressão. Quem se exercita com freqüência fica com humor melhor e dorme bem.

O ideal é fazer ao menos trinta minutos de exercício moderado por dia. Pode ser tudo de uma vez ou em duas "prestações" de quinze minutos ou mesmo em três "prestações" de dez. E ninguém precisa virar um triatleta. O importante é achar uma atividade de que a pessoa goste, dar um jeito de encaixá-la na rotina e colher os frutos do seu novo estilo de vida.

É aconselhável fazer uma visitinha ao médico de confiança antes de começar a se mexer, principalmente se você quiser praticar atividades físicas intensas. Isso vale em especial para os que nunca fizeram nada ou os que já praticaram esporte, mas há muito tempo. Também não devem dispensar uma passada no médico antes de novas atividades esportivas quem tem problemas nas articulações, homens acima de quarenta anos e mulheres com mais de cinqüenta anos, quem toma medicamentos para doenças cardíacas, pressão alta ou diabetes, quem tem certa tendência a tonturas ou está com alguma outra doença mais grave.

No caso de problemas nas articulações, o melhor é escolher uma atividade de baixo impacto. Nesse grupo estão a caminhada, a bicicleta (ergométrica ou não), a natação, a hidroginástica. No quadro das atividades de alto impacto temos a corrida, os esportes com bola, a ginástica aeróbica etc.

Os primeiros dias não serão fáceis. O novo "atleta" provavelmente vai sentir dor num músculo ou outro por algum tempo, mas essa etapa passará depressa, e a sensação de bem-estar que vem em seguida fará todo o resto lhe parecer simplesmente irrelevante. É preciso usar o bom senso e aumentar o tempo ou a carga de esforço aos poucos, sem pressa. A idéia de que exercício só é bom quando provocar bastante dor é bobagem. Se há muita dor, é necessário verificar se a pessoa está fazendo alguma coisa errada (má postura, por exemplo), ou se isto é um sinal de que é preciso diminuir o ritmo. O ideal é contar com a ajuda de um fisioterapeuta ou treinador, pelo menos na fase inicial.

Outro aspecto importante é prestar atenção especial em alguns "sintomas". Se a pessoa nota dor ou certa pressão na região do peito, ombro ou braço esquerdos durante ou logo após os exercícios; ou se tem falta de ar, é melhor parar com o esforço e marcar uma consulta o quanto antes.

Também podemos aumentar o nível de atividade física de outras maneiras, sem fazer exercícios específicos. Basta adotar algumas medidas no dia-a-dia com convicção e seriedade. Às vezes, um simples hábito tem o poder de revolucionar a saúde. Por exemplo, estacionar o carro sempre o mais longe possível da porta do supermercado, dar preferência às escadas mesmo quando há elevador ou descer do ônibus um ou dois pontos antes para completar o percurso a pé. O importante mesmo é se mexer e parar com as desculpas.

Para aqueles que se sentem cansados só de pensar na palavra exercício, uma informação importante: o cansaço pode ser resultado exatamente desse estilo de vida sedentário. À medida que começa a se exercitar, a pessoa começa a mobilizar sua própria energia, esquecendo para sempre os dias de preguiça e lassidão.

Outra desculpa "esfarrapada" comum é: não há nenhum lugar perto de casa para se exercitar. Procurando direitinho, encontra-se. Mas, se não existir mesmo, não tem problema: pode-se fazer exercício em casa seguindo o método de algum bom livro, o que, aliás, elimina outra desculpa – a dos custos. E há sempre um SESC, centros de recreação municipais ou estaduais, uma escola (a dos filhos?), centros comunitários, academias para todos os bolsos ou, de novo, a sala de casa, as ruas, os parques públicos. Basta dar o primeiro passo... Como último recurso, que tal uma boa caminhada no *shopping*?

Se a desculpa é tempo, convenhamos, todo mundo tem as mesmas 24 horas, e boa parte das pessoas consegue encontrar uma brecha na agenda. Há os que reclamam que fazer ginástica é chato. Nesse caso, a solução é procurar opções mais prazerosas: dançar, sozinho ou acompanhado; chamar os amigos para uma caminhada diária, com mudanças regulares de rota; ouvir música ou um livro gravado em cassete enquanto se está na esteira ou na bicicleta ergométrica; formar turmas de amigos e caminhar em passo acelerado enquanto trocam fofocas. Se ajudar, podem até falar mal deste livro enquanto marcham com entusiasmo. Vale tudo! Só não vale esquecer que nunca é tarde demais para adquirir hábitos mais saudáveis, mesmo que se tenha passado a maior parte da vida sem fazer nada.

Isso serve tanto para homens quanto para mulheres, de qualquer idade.

Obesidade

A obesidade é caracterizada pelo excesso de gordura no corpo e pode levar a ataques cardíacos e derrames. O risco cresce ainda mais porque quase sempre ela está associada a outros fatores de risco, como sedentarismo, altas taxas de colesterol e triglicérides, pressão alta e diabetes.

O peso excessivo sobrecarrega e compromete o bom funcionamento do coração. Para saber se você está com excesso de peso, pode-se obter um valor aproximado com o índice de massa corporal – o IMC. Ele analisa a proporção entre o peso e a altura de uma pessoa por meio da fórmula kg/m². O peso em quilo deve ser dividido pelo valor da altura em metros elevado ao quadrado. O resultado dessa divisão é o seu coeficiente de IMC.

Um IMC que atinja menos de 18,5 é considerado abaixo do peso ideal. Entre 18,5 e 24,9 é um índice saudável. Acima de 25 e abaixo de 30, a pessoa está acima do peso ideal e deve emagrecer. Acima de 30, considera-se a presença de um quadro de obesidade e, acima de 40, a obesidade é considerada extrema (ou mórbida).

Mas, atenção: esses números servem apenas como uma referência, assim como a própria pesagem na balança e o exame visual de nosso corpo nu diante de um espelho. Muitas vezes perdemos massa muscular e ganhamos gordura, enquanto o peso permanece o mesmo – o que é igualmente ruim para a nossa saúde.

Além do mais, o problema não é só estar acima do peso. É relevante também verificar onde se localizam os quilos em excesso e, nesse caso, basta encarar o espelho. O mais perigoso é justamente acumular gordura na região da barriga – os famosos "pneus". Pesquisas têm mostrado que esse tipo de gordura tem ligação direta com a pressão alta, o colesterol alto e o diabetes – o que, em última instância, faz aumentar o risco de derrames ou problemas cardíacos.

E, quando o assunto é gordura, todo cuidado é pouco. Sim, há um grande número de pessoas por aí cometendo verdadeiras loucuras levando em conta apenas questões estéticas, quando, na verdade, é necessário ter um pouco de gordura no corpo. Ela protege os nossos órgãos internos, auxilia a manter os níveis de nossos hormônios, ajuda o nosso corpo a armazenar algumas vitaminas e nos fornece energia quando, por algum motivo, não ingerimos alimentos suficientes.

O problema maior é que a obesidade vem crescendo de forma assustadora, inclusive nas crianças. Cada vez mais ingerem-se alimentos excessivamente calóricos. Em contrapartida, o mundo moderno nos fornece facilidades sem fim, o que faz com que nos exercitemos e movimentemos cada vez menos.

Depressão

A depressão pode não ter papel principal no surgimento de um evento cardíaco, mas no mínimo fica com o Oscar de coadjuvante. Isso ocorre por vários motivos: primeiro, porque uma pessoa deprimida dificilmente segue à risca as orientações do seu cardiologista e tende a levar uma vida sedentária, com alimentação descontrolada e às vezes com aumento do consumo de álcool e de tabaco. Segundo, porque a depressão pode resultar em níveis cronicamente elevados dos hormônios do estresse (como a adrenalina e o cortisol), o que pode afetar de modo negativo o sistema cardiovascular. Além disso, sabe-se que perturbações psicológicas podem acelerar o ritmo cardíaco, causar pressão alta e uma coagulação mais rápida do sangue. Os níveis de insulina e colesterol também se alteram quando a pessoa se encontra deprimida.

Após um evento cardíaco, às vezes os pacientes enfrentam uma depressão. Estudos mostram que cerca de um terço das pessoas que sofreram infarto teve uma fase depressiva logo após o problema e, mesmo depois de um ano, 30% delas continuavam deprimidas. E o mais intrigante: o universo desses deprimidos era basicamente composto por pessoas sem apoio social, familiar e de amigos. Nesse grupo, o risco de morte é maior. O que se pode concluir a partir daí é que, como prevenção, devemos estabelecer fortes vínculos sociais, conviver bem com os amigos e com a família, o que, além de tudo, torna a vida muito mais harmoniosa, diminuindo os riscos de várias doenças.

Estresse

Stress ou estresse é o nome que usamos para definir a resposta de um organismo a fatores físicos, químicos e/ou emocionais presentes no ambiente. Muitos acreditam que o estresse acontece FORA de nós. Mas na verdade ele é um processo interno de reação do indivíduo a fatores externos.

O tempo todo nos relacionamos com tudo o que está ao nosso redor, consciente ou inconscientemente (o nível de ruído, por exemplo, pode ser um dado bastante estressante, mas que pouco percebemos). Engarrafamentos, medo constante da violência, prazos curtos para executar tarefas, apertos financeiros e relacionamentos problemáticos no trabalho, em casa ou na vida afetiva são apenas alguns exemplos de situações que podem levar uma pessoa ao estresse.

Mas, atenção: um pouco de estresse é importante e faz parte da vida de nós todos. Ele nos desafia, nos livra da sensação de tédio e nos move para a frente. O problema é quando esse estresse passa dos limites e começa a comprometer as relações sociais e afetivas, a saúde física, mental, financeira, social e emocional.

Reconhecer que estamos num nível de estresse crítico é o primeiro passo para reverter esse quadro, portanto é interessante prestar atenção aos seguintes sintomas – mesmo sabendo que cada pessoa pode desenvolver seus próprios sinais de alarme:

- Sinais físicos: tensão muscular, problemas estomacais e fadiga.
- Sinais mentais: preocupações, confusão mental, comportamento distraído.
- Sinais emocionais: irritação, ansiedade, tendência a crises temporárias de depressão.
- Sinais comportamentais: explosões de temperamento, abuso de drogas, isolamento social e propensão a sofrer acidentes.

É importante que nos responsabilizemos pelo nosso próprio nível de estresse. Mas, por favor, sem culpa. Faça um balanço para tentar localizar o que gera tamanho estresse, quais são as fontes de tensão. É hora de examinar nossas crenças e se estamos vivendo de acordo com elas.

Uma boa alternativa é procurar a ajuda de um psicólogo ou mesmo tentar conversar com amigos e familiares sobre o que está acontecendo conosco. Fazer exercícios pode trazer resultados fantásticos, assim como encontrar um *hobby*, de preferência que inclua atividade física. Outra boa dica é lançar mão de técnicas de relaxamento e meditação, receber massagem, ou ainda, assistir a uma comédia no cinema ou em casa. Enfim, se entreter com atividades prazerosas que "desliguem" a nossa mente dos problemas habituais.

Estudos mostram que o modo como reagimos às pressões do ambiente pode afetar a nossa saúde, inclusive aumentando as chances de termos um ataque cardíaco ou derrame. Os especialistas falam em um "padrão comportamental com predisposição a problemas coronários" e acreditam que saber administrar nossa raiva e hostilidade pode ser o segredo para viver mais e melhor.

A hostilidade pode ser definida como um modo crônico de se relacionar com o mundo, o que envolve uma relação de cinismo, desconfiança e ressentimento com os outros e atitudes egoístas.

Há pessoas que vivem nesse clima de tensão dia e noite. Perdem a paciência com o caixa do supermercado, com o motorista ao lado, com o garçom que atende sem muita boa vontade, com o filho brincando, com a mulher ou o marido que chega atrasado, enfim, com tudo. Sempre.

Contudo, é preciso salientar que a raiva não é uma emoção necessariamente má. A raiva nos protege em algumas situações e ajuda a encontrar nossos limites. O problema é quando ela é expressa de forma inapropriada e nos afeta de modo muito fácil e freqüente. Tanto que existe o problema oposto: o das pessoas que *nunca* manifestam sua raiva, que fica guardada, vai se acumulando e provoca doenças de outro tipo.

O equilíbrio saudável está na expressão de raiva proporcional ao evento causador e, se possível, não senti-la em episódios pequenos que não valem a pena. O garçom demorou um pouco a servi-lo? O trânsito está ruim? Ora bolas, sua vida não vale mais do que isso?

Atenção! As manifestações de estresse constante acabam virando crônicas. Isso pode afetar a resposta imunológica de tal modo que facilite o aparecimento de doenças, desde resfriados mais freqüentes, até ataques cardíacos, conforme indicam os conhecimentos mais modernos.

Colesterol alto

O colesterol, como já vimos, é uma substância gordurosa que, em excesso no sangue, contribui para a formação dos ateromas; das "espinhas" que podem grudar nas paredes das artérias. Com o passar dos anos, esse acúmulo de gordura estreita o espaço de passagem ou bloqueia totalmente o fluxo sangüíneo. Imagine sujeira se depositando no interior da tubulação que conduz o combustível. O motor engasga, certo?

No caso do colesterol alto, ele é mais insidioso, não provoca sintomas; logo, é bem comum as pessoas varrerem o problema para debaixo do tapete. Como o nível dele tende a aumentar com a idade, é aconselhável medi-lo ao menos de cinco em cinco anos, a partir dos vinte anos de idade, independentemente da presença de um problema cardíaco.

O colesterol é dividido em dois tipos: o HDL e o LDL. O HDL (High Density Lipoprotein) é chamado de bom porque trabalha contra a possibilidade de um ataque cardíaco, removendo o excesso de gordura das artérias como um detergente. O LDL (Low Density Lipoprotein) é chamado de ruim porque aumenta a gordura nas artérias e faz com que as tais espinhas fiquem estufadas com as suas capas amolecidas, prontas para explodir a qualquer instante.

Quando se mede o colesterol, o melhor é verificar tanto o nível de HDL quanto o de LDL, além de medir também o nível de triglicérides. O ideal é manter o nível do HDL acima de 40 mg/dL. O nível ideal de LDL é abaixo de 100 mg/dL. Ele deve ser obtido em quem tem doença cardiovascular diagnosticada ou diabetes. Nas pessoas sem manifestações de doença, mas com outros fatores de risco, pode ser tolerado nível de LDL de até 130 mg/dL, e na ausência tanto de doença quanto de fatores de risco, o limite tolerado é de 160 mg/dL.

Nossos genes determinam parcialmente quanto colesterol o nosso corpo vai produzir. Além disso, com o passar dos anos, tanto homens quanto mulheres têm o nível de colesterol aumentado. Antes da menopausa, a mulher, em geral, apresenta níveis menores de colesterol total do que homens da mesma idade. Contudo, após esse evento, o LDL das mulheres tende a crescer. Mulheres, cuidado!

Podemos contribuir para que nosso colesterol se mantenha num nível saudável prestando atenção ao que ingerimos, porque o colesterol está presente, na forma de gordura saturada, em vários tipos de alimento. Perder peso também faz baixar o LDL e o índice total de colesterol. Faz ainda aumentar o nível de HDL e abaixa o nível de triglicérides.

Outro reforço é praticar uma atividade física com regularidade. Quando nos movimentamos, o nível de HDL aumenta, enquanto o de LDL diminui.

Triglicérides

A maior parte da gordura presente nos alimentos e no nosso corpo existe na forma de triglicérides. Nosso organismo pode "fabricá-los" a partir da ingestão, por exemplo, de carboidratos contidos no açúcar, nos doces e nos farináceos. As calorias que não são utilizadas de imediato para "alimentar" nossos tecidos são convertidas em triglicérides, que são transportados para a "seção de estoque" – as nossas células de gordura (adiposas).

O ideal é que o nível de triglicérides no nosso sangue esteja abaixo de 150 mg/dL. Se estiver elevado, principalmente maior de 200 mg/dL, aumentam as chances de sofrermos de doenças coronarianas. O excesso de triglicérides em nosso sangue pode ter relação com diabetes, obesidade, pressão alta e níveis baixos do colesterol bom.

Para controlar a presença dessa gordura na corrente sangüínea é importante perder peso (comer menos e se exercitar), reduzir a ingestão de álcool e controlar o volume de ingestão de carboidratos.

IMPORTANTE

Tem um tipo muito comum de paciente que vem ao consultório porque anda preocupado com o colesterol e o triglicérides e então se dispõe a fazer todos os exames. Ao receber a confirmação de que os números estão mesmo altos, não dá a menor bola, desde que não tenha sido diagnosticado um problema cardíaco grave.

Esse tipo de paciente acredita que os resultados do exame são uma espécie de alvará de funcionamento para que ele continue fazendo tudo igual. Ele se esquece de que a saúde é construída passo a passo, dia a dia, olho no olho, no espelho do banheiro de casa. Não é uma vez por ano, naquela meia hora na presença do médico que ele resolve o assunto...

Homocisteína

A medicina está em constante evolução, sempre investigando novos tratamentos e apurando mais e melhor o que nos faz bem e o que nos faz mal. Nessa busca, provou-se recentemente que existe mais um fator de risco a ser considerado por especialistas e pacientes quando o assunto é coração. Trata-se da homocisteína – uma substância presente no sangue que, em níveis elevados, intoxica as células dos vasos, favorecendo a ocorrência de tromboses e diminuindo a quantidade de substâncias que dilatam o vaso.

Quando um exame de sangue aponta uma concentração desse aminoácido entre 5 e 15 nmol/litro, considera-se o nível normal. Quando passa de 15 nmol/litro, tem-se uma hiper-homocisteinemia.

O nível de concentração dessa substância no organismo tem relação com idade, hereditariedade, tabagismo, sedentarismo, hipertensão arterial, insuficiência renal, e diabetes. Recentemente, chamou-se a atenção para uma possível relação entre os níveis elevados de homocisteína com a doença de Alzheimer e o mal de Parkinson. Vale a pena dosar a homocisteína em pessoas cardíacas com alto risco ou que tenham familiares que enfartaram jovens. A redução dos níveis da homocisteína é possível com ácido fólico, vitaminas B6 e B12, mas não tome nada por conta própria, ainda que você adore vitaminas.

Diabetes

Nosso organismo está o tempo todo convertendo a glicose (o açúcar) que encontra nos alimentos em energia. Esse trabalho está totalmente ligado a um hormônio produzido pelo pâncreas, chamado insulina. Quando, por algum motivo, deixamos de produzir ou de reagir como deveríamos à presença da insulina, temos a doença que conhecemos como *Diabetes Mellitus* – um processo muito sério, bastante delicado, que não tem cura, mas pode ser controlado, desde que o paciente tenha disciplina e siga ao pé da letra as orientações do seu médico de confiança.

Existem dois tipos de diabetes. O menos comum é o tipo 1, também chamado de juvenil porque ocorre normalmente em crianças e pré-adolescentes. Nesses casos, o corpo deixa mesmo de produzir a insulina e o paciente precisa receber doses diárias desse hormônio.

O diabetes mais comum é o tipo 2. Ele ocorre, basicamente, em adultos que já atingiram a meia-idade e costuma ter ligação direta com a obesidade. Portanto, com freqüência, esse tipo de diabetes pode ser controlado sem o uso de insulina na forma de medicamento, apenas com exercícios e uma dieta especial.

Na verdade, é indiferente se a pessoa sofre do tipo 1 ou do 2. De todo modo, é preciso fazer um controle rigoroso do diabetes. Caso contrário, o paciente corre o risco de desenvolver sérios problemas de saúde, inclusive doenças cardíacas. Aliás, mesmo quando tudo está sendo seguido à risca, ainda assim o paciente tem chances aumentadas de sofrer um derrame ou de enfrentar doenças do coração. O problema é que o diabético quase sempre tem pressão alta e níveis de colesterol e triglicérides também elevados.

IMPORTANTE

Não é raro presenciarmos no consultório pessoas conscientes de que possuem todos os fatores de risco em total descontrole e nem por isso mudam seus hábitos. Sabemos o motivo: porque não é fácil!

O indivíduo está acima do peso, vive nervoso, é sedentário, fuma, tem diabetes, o colesterol está alto, mostra-se constantemente deprimido, estressado e ainda se sente culpado porque tem consciência de que está na trilha errada. Nesses casos, em geral não adianta dar uma bronca e exigir que ele mude de uma hora para outra.

Então, o que se faz, correndo o risco de chocar os mais puristas, é atacar um ou outro ponto e ir devagar. Caso contrário, o paciente pode sumir das consultas, pode se desesperar, mas também não conseguir nenhuma melhora. Quando vamos devagar, priorizando alguns pontos e muito comumente deixando o "ataque" ao cigarro por último, os resultados costumam ser bem mais consistentes: ele deixa de ser um doente desesperado, mas também não vira um sadio infeliz.

Fatores de risco não controláveis

O desempenho do automóvel depende de nós em vários aspectos (que gasolina usamos, como cuidamos do carro, como dirigimos...), mas há fatores que não têm nada a ver com o proprietário. Porque o desempenho do carro também depende de quem fabricou o motor, quando e como. Não adianta querer transformar o "pois é" velho, 1.0, a álcool, em um Porsche. E, de certo modo, com o nosso coração ocorre o mesmo. Existem alguns fatores de risco que não são controláveis – como idade, sexo, raça. Mesmo assim, é preciso saber como eles podem nos afetar.

Herança genética

Não é só a cor dos olhos ou o tipo de cabelo que herdamos de nossos pais. No "pacote" há também uma série de propensões a doenças. Se um de nossos pais tem, por exemplo, pressão alta, a nossa chance de sofrer do mesmo mal é simplesmente enorme. Por isso, é interessante inteirar-nos do histórico médico de nossos parentes mais próximos (pai, mãe, irmãos e avós). Se eles têm, tiveram ou chegaram a morrer de ataque do coração ou de alguma outra doença cardíaca antes dos 55 anos, é preciso ficar atento. Vale a pena também descobrir se algum deles tem (ou teve) diabetes ou problemas com a obesidade.

É certo que os fatores controláveis ou modificáveis contribuem com 70% contra 30% dos fatores genéticos (ou constitucionais), mas de todo modo conhecer essas informações sobre a nossa herança genética é o mesmo que ter em mãos um mapa detalhado de uma estrada.

Raça

Alguns grupos étnicos sofrem mais enfartes que outros. Estudos feitos nos Estados Unidos mostraram, por exemplo, que negros e hispânicos costumam ter pressão alta, enquanto os índios nativos têm enorme propensão ao diabetes. Essa informação pode ser muito valiosa. Negros e seus descendentes, principalmente as mulheres, devem verificar a pressão com maior regularidade e estar sempre atentos ao peso.

Nesse caso, o que se deve fazer é ter ainda mais cuidado e eliminar outros fatores de risco. Podemos perder o excesso de peso; reduzir a ingestão de sal (sódio); diminuir o consumo de álcool; podemos nos exercitar e, ainda, parar de fumar. E se o médico prescrever algum medicamento para baixar a pressão, não podemos deixar de tomá-lo.

Sexo

É verdade que os homens têm de fato maior propensão a sofrer de doenças cardíacas do que as mulheres.

Por muito tempo as pessoas chegaram a achar que infarto era uma espécie de exclusividade masculina. Todavia, isso não é (mais) verdade. Eles com certeza ainda são os "campeões" nessa categoria, mas, nos últimos anos, o que se tem registrado é que o número de mulheres que sofreram ataques cardíacos fatais cresceu, enquanto o número de homens que foram vítimas do mesmo mal diminuiu.

Tudo indica que um hormônio feminino chamado estrogênio é o responsável pelo baixo risco de a mulher enfrentar problemas cardíacos antes da menopausa. Mas depois, a partir do momento em que ela deixa de fabricar o estrogênio, essa espécie de "proteção especial" do sexo feminino desaparece, fazendo com que a mulher tenha mais chances de sofrer um ataque cardíaco.

Essa proteção existe porque o estrogênio aumenta o nível de colesterol bom (HDL), ao mesmo tempo que diminui o nível do colesterol ruim (LDL) na corrente sangüínea.

Já as mulheres que fumam e/ou têm pressão alta e/ou tomam pílulas anticoncepcionais têm de prestar atenção redobrada à saúde do coração. A combinação de cigarros e pílulas muitas vezes tem o efeito de uma bomba, pronta para explodir a qualquer momento. Portanto, sugiro realizar uma boa pesquisa e conversar com o médico em busca de alternativas menos danosas à saúde. Em especial se a mulher se encaixa nesse perfil e tem mais de 35 anos.

Idade

À medida que ficamos mais velhos e supostamente mais sábios e experientes, a possibilidade de sofrermos um ataque do coração aumenta, assim como a predisposição à pressão e ao colesterol altos e a derrames. Mais da metade dos infartos registrados acomete pessoas que têm 55 anos ou mais. Mas, vale repetir, independentemente da idade, sempre é possível adotar hábitos de vida mais saudáveis e, assim, escapar dessas estatísticas. Nunca é tarde para começar!

Uma dieta mais saudável, abandono do cigarro, controle sistemático da pressão sangüínea, atividades físicas, peso ideal e controles regulares podem diminuir os riscos de problemas cardíacos em qualquer idade. Ah!, e não deixar de tomar os remédios recomendados pelo médico!

Outra mania que devemos deixar de lado é a de usar a idade como desculpa. Qualquer problema que surge, lá vem a velha história: isso é da idade e não tem jeito. Só que isso não corresponde à realidade. Vou ilustrar com um caso:

Por anos a fio um médico conhecido meu atendeu determinado paciente. Certa vez, quando já idoso, ao final de uma consulta de rotina o cliente queixou-se de dor no joelho direito. O doutor, atrasado, com pressa, com a agenda lotada de compromissos, disse que aquilo não era nada: era culpa da idade. Mas o paciente retrucou de imediato e, se desculpando, argumentou que, sendo cliente há mais de trinta anos, pela primeira vez era obrigado a discordar. Afinal de contas, o seu outro joelho, o esquerdo, não estava doendo e, evidentemente, tinha a mesma idade que o joelho direito! Que lição, hein?

A verdade é que nem o médico nem o paciente devem ter preconceitos. A pessoa idosa tem igual direito a todos os tratamentos e também aos melhores resultados!

IMPORTANTE

É bastante raro encontrar casos de ataque cardíaco entre crianças e adolescentes. Uma causa de infarto nos jovens que não pode ser esquecida é o uso de cocaína. Entre as crianças e os adolescentes podem surgir problemas congênitos ou, às vezes, a febre reumática que ataca o coração. Mas o processo de um ataque cardíaco que ocorre mais tarde, digamos, aos cinqüenta, sessenta anos, na verdade começa ainda na infância.

Se desde cedo os pais conseguem introduzir hábitos saudáveis no dia-a-dia dos filhos (dieta equilibrada, atividades físicas etc.), essas crianças com certeza se tornarão adultos com excelente qualidade de vida e viverão por muitos e muitos anos. Quanto antes se começa a viver saudavelmente... melhor!

A criança e o adolescente precisam praticar uma atividade física regular e seguir uma dieta pobre em colesterol após os dois anos de idade. Também devem evitar o fumo (mesmo o de segunda mão, na posição de fumante passivo) e tentar manter o peso adequado para a sua compleição física e idade, além de fazer visitas regulares ao pediatra.

Preste atenção: muitos dos hábitos e valores de um adulto são na verdade introduzidos e consolidados ainda na infância. Dê exemplos saudáveis.

6 Apertando os parafusos

Nem sempre adianta trocar o óleo, colocar um aditivo no radiador e dar uma geral na lataria do carro. Às vezes é preciso encostar o automóvel na oficina e fazer um reparo para valer, até mesmo uma retífica geral no motor. É o desgaste dos anos, o somatório de nossas negligências, além das características originais da máquina que determinam se isso vai ser realmente necessário ou não. E, em casos positivos, quando e como fazê-lo. Pois este nosso capítulo discute exatamente isso: os detalhes de certo *pit stop* numa oficina.

Vamos começar conversando sobre os casos de obstrução. Quando há um bloqueio do fluxo sangüíneo, temos dois tratamentos possíveis: um é à base de medicamentos e o outro é a revascularização (restabelecer o fluxo de sangue nos vasos). Podemos revascularizar com uma operação, é a revascularização cirúrgica. Outro meio é revascularizar dilatando a obstrução durante um cateterismo. Como esse procedimento é feito através de um pequeno furo na pele para introduzir o cateter, é chamada de revascularização percutânea (através da pele). O médico precisa avaliar bem a extensão do problema para fazer a melhor opção de tratamento, mas, de modo geral, podemos dizer que, se o bloqueio acontece em uma só artéria e o músculo do coração está preservado, a resposta aos problemas pode estar no uso de remédios. Quando, apesar do uso dos medicamentos, os sintomas continuam e a obstrução está presente em duas artérias coronárias (você se lembra que temos três coronárias), é hora de lançar mão de uma revascularização percutânea. Porém, se a obstrução atinge três artérias e o ventrículo esquerdo já dá sinais de fraqueza, a melhor opção é a cirurgia. Como você percebeu, quando duas ou três artérias estão entupidas e o músculo cardíaco já está muito sofrido, deve-se intervir mais agressivamente porque o risco de morte é maior.

Mas é claro que o médico precisa considerar o paciente como um todo (se tem outras doenças, a idade etc.), bem como levar em conta a vontade da pessoa e da família, sempre tendo como meta a redução do risco de morte e dos sintomas com a melhora da qualidade de vida.

Angioplastia

É uma revascularização percutânea, feita por intermédio de um cateterismo.

O objetivo de uma angioplastia é restabelecer o fluxo sangüíneo de áreas do músculo cardíaco que deixaram de ser nutridas de forma adequada em razão de bloqueios nas artérias coronárias. Esse tipo de intervenção atua alargando tais artérias nos lugares exatos em que elas sofreram algum tipo de estreitamento em virtude da formação/explosão de placas de gorduras.

Essa intervenção é bastante simples e requer um período curto de internação. A taxa de sucesso chega a 90%, entretanto é preciso registrar que cerca de 30% dos pacientes voltam a ter a artéria bloqueada cerca de seis meses após a cirurgia. Nesse caso, o médico pode lançar mão, mais uma vez, do mesmo procedimento.

No entanto, nem todos os pacientes que sofrem de bloqueios coronários são candidatos a uma angioplastia. Ela pode deixar de ser uma boa opção, por exemplo, quando o paciente tem vários estreitamentos em mais de uma artéria ou em locais de difícil acesso.

O passo-a-passo de uma angioplastia se parece muito com o de um cateterismo. O paciente permanece acordado, consciente, enquanto um especialista insere um cateter no braço ou na virilha. Depois, o médico segue "empurrando" com jeitinho esse tubinho (cateter) até atingir a artéria coronária afetada, enquanto uma máquina de raios X mostra as imagens o tempo todo, monitorando assim o procedimento.

Quando o cateter atinge o local desejado, a angioplastia começa a se diferenciar de um cateterismo porque, a essa altura, outro cateter é introduzido dentro do primeiro. Este segundo tubinho é, na verdade, uma espécie de balão, que pode ser inflado no local da obstrução, onde o médico achar conveniente.

O cardiologista introduz um contraste para ajudar a guiar o segundo cateter até a área desejada. Ali, ele faz o balão expandir, levando a artéria a se expandir também, "espremendo" com isso a placa de gordura (a nossa velha espinha), desobstruindo a área. Depois, o balão é esvaziado e a artéria volta à sua largura normal. A equipe, a seguir, injeta o contraste e verifica se a angioplastia foi mesmo um sucesso.

O médico tem ainda a opção de seguir todo esse procedimento e colocar, no local antes bloqueado, um *stent*, um tipo de molinha. O *stent* fica então na luz da artéria, bem no lugar onde a placa de gordura foi espremida pelo balão. Desse modo, ele expande a artéria e evita que a placa volte a obstruir a região. Na prática, a colocação do *stent* reduz consideravelmente a probabilidade de uma reobstrução. Essa probabilidade cai de 30%, que ocorre na angioplastia, para 15 a 20% com o *stent*. Por isso, usa-se o *stent* sempre que possível.

Depois desse procedimento, o paciente deve ficar em observação no hospital por algumas horas. O local por onde foi introduzido o cateter pode ficar um pouco machucado e/ou dolorido. Se tudo ocorre como o esperado, o paciente reassume suas atividades normais quase imediatamente. A revascularização percutânea parece, portanto, um milagre. Mas não é! É um grande avanço, muito valiosa principalmente na hora do sufoco durante um infarto. Mas 20% de chance de reobstrução não é pouco e pode trazer transtornos, como novas internações, novos cateterismos e terminar em cirurgia. Por isso, aguardamos ansiosos o desenvolvimento de novos *stents* mais eficientes para reduzir as taxas de reobstrução. Parece que eles estão chegando.

Ponte de safena

Trata-se de uma revascularização cirúrgica que tem como objetivo desviar o fluxo sangüíneo por cima da região obstruída. Imagine uma avenida que, em certo ponto, cruza com uma estrada de ferro interrompendo o fluxo de carros – constrói-se um viaduto e o problema está resolvido.

Esse viaduto é um enxerto que pode ser feito com artérias ou veias. É comum a utilização de uma veia da perna, a chamada safena, que dá nome ao sistema, *ponte de safena*. Contudo, os enxertos feitos com artérias são preferidos aos feitos com as veias porque oferecem "garantia" extra com menos tendência a entupir. A artéria mais usada é a mamária, que fica na parede do tórax. Não se preocupe, as artérias ou as veias utilizadas para os enxertos não fazem falta para o funcionamento das áreas de onde são retiradas.

Repetimos que a operação é o melhor tratamento para quem tem vários bloqueios nas artérias grandes que suprem extensos territórios do miocárdio, ou quando o paciente tem o músculo do coração enfraquecido.

Durante a cirurgia, a safena ou mamária é conectada diretamente às artérias coronárias da superfície do coração. Essa conexão é feita logo adiante da parte bloqueada. Desse modo, o sangue corre por esse novo atalho, essa ponte, evitando as partes bloqueadas do trajeto. Quando a operação é bem-sucedida, aumenta o fluxo sangüíneo na região, elimina a angina e outras dores no peito, diminui a sensação de fadiga, reduz a necessidade de o paciente tomar muitos medicamentos e promove a sensação geral de bem-estar. As técnicas mais modernas permitem cortes cada vez menores e uma recuperação mais rápida.

Por outro lado, os preparativos para fazer uma operação continuam sendo rigorosos e extensos. Na hora "H", o paciente recebe anestesia geral para enfrentar uma operação que pode levar de quatro a seis horas, dependendo da complexidade do quadro. A equipe usará uma máquina para fazer o papel do coração e do pulmão do paciente enquanto a cirurgia durar. Essa máquina possibilita que o coração pare de bater sem que o organismo sofra com isso, o que permite que os médicos costurem a veia ou artéria nova no trecho comprometido. Quando tecnicamente possível, a cirurgia é feita sem essa máquina, com o coração batendo, e a recuperação é um pouco mais fácil.

Logo em seguida, o paciente deve passar pelo menos doze horas por um monitoramento total, ficando conectado a uma série de tubos, inclusive um respirador mecânico. Mas ele mal notará o que está acontecendo, pois estará sob o efeito de vários medicamentos fortes contra dor que o manterão sonolento a maior parte do tempo. Um ou dois dias após a cirurgia, ele será transferido para um quarto ou uma enfermaria, onde seu estado geral continuará a ser monitorado rigorosamente até que esteja estável o suficiente para ser liberado pelo médico.

No pós-operatório, é claro que o paciente sentirá algum desconforto na região do peito, além de dor na perna – se utilizada a veia safena. Um fisioterapeuta pode ajudá-lo a fazer exercícios respiratórios que evitam ou desfazem os colabamentos nos pulmões (que parecem uma bucha de banho quando fica encharcada e encolhida) que dificultam a respiração e facilitam o surgimento de uma pneumonia.

Muitas pessoas chegam a se assustar com a rapidez da recuperação. Depois de uma ou duas semanas, é comum receber alta do hospital. Mas será preciso continuar o processo de reabilitação em casa. A cicatrização dos cortes deve ocorrer entre três e seis semanas após a cirurgia. Nesse período, recomenda-se evitar empurrar, puxar ou carregar peso.

Na fase de reabilitação, é normal que haja bons e maus momentos, com progressiva melhora. Manter-se ativo, por exemplo, fazendo caminhadas, é uma excelente maneira de acelerar o processo de recuperação da condição física e da força do paciente. Mas é importante ir devagar, aumentando aos poucos a distância e o nível de dificuldade das caminhadas. O exercício também ajuda a diminuir a insegurança e até a depressão pós-operatória que pode afetar alguns pacientes quando voltam para casa.

Muitas pessoas começam a achar que não estão se recuperando bem, ou não tão rápido quanto deveriam. Uma boa dica é manter amigos e familiares sempre por perto, para conversar, falar de outros assuntos, distrair-se. Essa turma de apoio, por sua vez, deve estar atenta para não aumentar de alguma forma esse quadro depressivo. De todo modo, o mais comum é que a sensação de tristeza desapareça à medida que o paciente recupera suas atividades normais.

Nesse período de reabilitação, também podem surgir dúvidas quanto aos riscos de esforço na atividade sexual. Alguns pacientes ficam constrangidos e não perguntam a seus médicos sobre como devem conduzir sua vida sexual. O melhor é deixar a vergonha de lado e fazer as perguntas que quiser, senão uma atividade que é prazerosa e relaxante acaba sendo uma fonte de estresse. O sexo é uma atividade segura se feito algumas semanas após a ponte de safena, principalmente quando praticado em ambiente tranqüilo, confortável, com o companheiro ou a companheira de sempre e sem exageros. A energia despendida no ato sexual equivale a subir dois lances de escada. Portanto, se o paciente está liberado para subir escadas, já pode também fazer sexo. Mas o melhor é falar abertamente com o médico sobre o assunto.

E, por último, é bom saber que o uso de meias elásticas tem-se mostrado bastante útil para prevenir formação de coágulos nas veias das pernas, reduzir inchaço e dores.

Atenção! Após uma revascularização o controle de todos os fatores de risco é fundamental, porque a doença continua e novos entupimentos podem aparecer em qualquer artéria do corpo.

Cirurgia das valvas

Essas operações costumam ser muito eficazes porque podem fazer uma plástica sem trocá-las. Mas algumas vezes a deformação é tão grave que não é possível fazer "remendos" para recauchutar ou retificar o motor. Então, a peça usada tem de ser retirada e substituída por uma nova. Muitos tipos de válvula podem substituir a sua, mas nós podemos dividi-las em dois grupos básicos: válvulas biológicas ou artificiais.

As válvulas biológicas são feitas de tecidos extraídos de animais. Com a vantagem de ser muito naturais, elas dificilmente causam acúmulo de coágulos sobre elas. Por isso, quem implanta essas válvulas não precisa usar anticoagulantes potentes para afinar o sangue. Por outro lado, elas costumam ser menos duráveis que as mecânicas, se desgastam com o tempo e podem exigir uma nova troca cirúrgica.

As válvulas mecânicas são feitas de metal e duram bastante, mas podem provocar a formação de coágulos. Por isso, quem tem válvula artificial toma medicamento, ingere anticoagulantes todo dia (sempre na mesma hora!), pelo resto da vida. E o uso desse remédio deve ser monitorado por meio de um exame de sangue periódico denominado "tempo de protrombina". O sangue deve ficar afinado na medida certa. Se afina pouco, persiste o risco de formar coágulos que causam embolias. Se afina demais, há o risco de sangramento. Os cuidados antes e depois da operação são semelhantes aos da operação de ponte de safena.

IMPORTANTE

Quem tem problema de valva deve informar o seu dentista e outros médicos. Isso porque deve ser usado antibiótico antes de certos procedimentos, a fim de evitar que uma bactéria se instale no fluxo sangüíneo durante a intervenção e provoque uma endocardite, que é uma infecção da valva, como já vimos.

Também é muito importante que todos os médicos e dentistas que venham a atender esse paciente saibam que ele está tomando anticoagulantes. Se os profissionais de saúde envolvidos têm conhecimento de que o paciente usa esse tipo de medicamento, tomarão providências para evitar possíveis hemorragias.

É interessante, para as pessoas que têm problemas cardíacos ou as que tomam anticoagulantes, levar na carteira, junto com os documentos, algum tipo de aviso para alertar os profissionais sobre a sua condição especial. Em caso de emergência, isso facilita o trabalho e garante um atendimento mais adequado.

Marcapasso

Um marcapasso artificial pode ser recomendado principalmente nos casos em que o ritmo do coração é muito lento e provoca alguns sintomas, com a finalidade de acelerar a marcha lenta e evitar que o "motor morra".

Marcapasso é um pequeno gerador elétrico alimentado por uma bateria, colocado debaixo da pele e conectado ao coração num procedimento cirúrgico muito simples e bem menos invasivo do que uma ponte de safena ou uma cirurgia de válvula. A instalação leva cerca de uma hora, e o paciente nem precisa ficar muito tempo internado.

Atualmente, milhares de pessoas usam marcapasso e levam uma vida plena. Há muitos tipos, e hoje esse equipamento é "inteligente", na medida em que possui um sensor que detecta batimentos acelerados ou lentos e automaticamente desliga ou liga o marcapasso, como se fosse um termostato trabalhando para manter a temperatura desejada.

Contudo, como acontece com qualquer produto eletrônico, o marcapasso requer alguns cuidados. A bateria deve ser trocada de tempos em tempos (com uma cirurgia bastante simples). O médico também precisa monitorar o aparelho regularmente, para ter certeza de que a bateria está funcionando. O portador do equipamento pode aprender a medir o próprio pulso para verificar se o coração está bombeando o sangue corretamente. Além disso, quem é proprietário de marcapasso deve avisar outros médicos, dentistas ou profissionais de saúde antes de intervenções que empreguem aparelhos ou equipamentos que possam descontrolar ou danificar o marcapasso.

Os modelos mais modernos foram desenhados para evitar a interferência de outros aparelhos eletrônicos, como forno de microondas, televisão, aspirador de pó, secadores de cabelo etc. Boa parte dos aparelhos que podem povoar o seu universo de trabalho – como computadores, máquinas de escrever elétricas, máquinas de xerox e equipamentos usados por quem trabalha com madeira ou metal – não causa mal algum aos portadores de marcapasso. Os detectores de metal encontrados em aeroportos, bancos e casas noturnas podem apenas acusar a presença de um marcapasso, mas não provocam nenhum dano. Entretanto, equipamentos industriais de alta voltagem e poderosos ímãs (magnetos) podem, sim, afetar o bom funcionamento do marcapasso. O uso do celular também requer certos cuidados. O melhor é manter o aparelho sempre do lado oposto ao do marcapasso e a uns vinte centímetros de distância do gerador.

Transplante de coração

A troca do motor se impõe quando ele perdeu toda a sua potência, quase fundiu e pode parar a qualquer momento. Pois bem, quando o coração está tão danificado que não é possível fazer reparos e todos os tratamentos conhecidos não estão mais dando conta de aliviar os sintomas nem de prolongar a vida, é hora de pensar na possibilidade de trocar o coração já combalido por um em melhores condições.

O primeiro transplante de coração aconteceu na África do Sul, em 1967, e foi feito pelo dr. Christian Barnard. No início, os casos de sucesso eram raros. Comum mesmo era que os pacientes rejeitassem o novo órgão. Mas agora, tantos anos e transplantes depois, esses resultados são bastante diferentes, mesmo porque a ciência sabe muito mais hoje sobre como trabalha o sistema imunológico, responsável pelas rejeições anteriores.

Contudo, essa é uma cirurgia delicada, que pode ser feita tanto em recém-nascidos quanto em idosos, mas é recomendada apenas a quem corre enorme risco de morte a curto prazo, por causa de seus problemas cardíacos.

O que em geral leva alguém a receber um novo coração é a detecção de um dano muito acentuado e irreversível no músculo cardíaco causado por ataques cardíacos, hipertensão, miocardite, doenças das valvas ou problemas congênitos.

Mas nem todos os que se encaixam num dos quadros descritos vão chegar a passar por um transplante. Os médicos precisam avaliar se ele não é contra-indicado pelo comprometimento insolúvel de outros órgãos, infecções, ou dificuldades emocionais e sociais para lidar com os efeitos colaterais dos medicamentos contra a rejeição do novo órgão.

Se o doador não está no mesmo local que o receptor, os médicos podem retirar o órgão bom, colocá-lo por cerca de quatro horas num recipiente com uma solução gelada especial e assim manter o coração saudável até o momento do implante.

Vencida essa primeira etapa, há ainda a possibilidade de as artérias começarem a apresentar algum entupimento. Esses bloqueios podem progredir a ponto de comprometer o funcionamento do novo coração. Nesse caso, os médicos podem considerar até mesmo uma segunda cirurgia.

O transplante de coração vem se desenvolvendo velozmente nas últimas décadas. Novas pesquisas estão sempre sendo feitas em busca de drogas anti-rejeição mais eficazes e com menos efeitos colaterais. Os cientistas também trabalham para encontrar técnicas de diagnóstico da rejeição que independam de uma biópsia do coração e tentam descobrir métodos de tratamento e prevenção dos bloqueios dos vasos de órgãos transplantados.

Estudiosos estão à procura de mecanismos bombeadores artificiais cada vez menores e melhores, como um coração artificial com bateria pequena e leve ou facilmente recarregável, que tem grandes chances de funcionar a contento. Outros cientistas verificam ainda o uso de órgãos de outros animais em transplantes e a produção de tecidos e órgãos artificiais. Enquanto esperamos por essas soluções, o acesso aos órgãos doados tem sido ampliado e melhorado por meio de novas leis ou facilitando os trâmites burocráticos. E os especialistas têm procurado encontrar caminhos para identificar cada vez mais cedo os problemas cardíacos, buscando soluções que evitem a necessidade de um transplante. Na verdade, "quem sabe faz a hora, não espera acontecer", e o melhor é prevenir.

Ressuscitação cardiorrespiratória

É uma técnica de massagem que envolve a compressão do peito e, por conseqüência, do coração, em um ritmo padronizado. Também requer a chamada respiração boca a boca (ventilação), que é um jeito de forçar o ar para dentro dos pulmões da vítima. Essas técnicas fazem com que o coração e os pulmões continuem ativos até a chegada de um equipamento desfibrilador.

Qualquer um pode aprender essas técnicas, e não custa nada lembrar que a maior parte dos casos de parada cardíaca acontece com a vítima dentro de sua própria casa. Ou seja, esse conhecimento pode salvar a vida de um parente ou de um amigo.

Basicamente, a ressuscitação cardiorrespiratória garante que o enfartado sobreviva até que o socorro médico chegue. Por isso, em sua aplicação, cada segundo vale ouro.

Qualquer atraso pode significar a morte ou a invalidez de alguém que poderia sobreviver sem seqüelas. O correto é começar a aplicar a técnica logo após a parada cardíaca e só parar quando o socorro especializado chegar.

Depois do surgimento da AIDS, algumas pessoas, equivocadamente, ficaram preocupadas com a aplicação da respiração boca a boca. Mas nunca houve registro de alguém que se tenha contaminado com AIDS ou qualquer outra doença por ter aplicado essa técnica. Os cientistas acreditam, inclusive, que o HIV não pode ser transmitido pela saliva. Mas, se você reluta em realizar essa técnica, faça apenas a massagem cardíaca, pois ela é a mais importante.

ORIENTAÇÃO PARA RESSUSCITAÇÃO

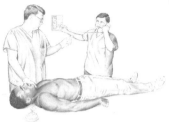

1) Posicionar-se ao lado da vítima. Chamar auxílio (tenha sempre à mão telefone de serviço de ambulância ou pronto-socorro).

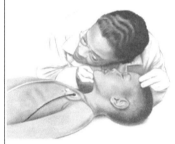

2) Avaliar a respiração; ver, ouvir e sentir. Não dedicar mais do que dez segundos a essa atividade.

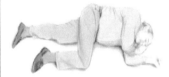

3) Leigos não devem tentar contar o pulso. Avaliar o estado geral; se o paciente está respirando, eventualmente tossindo e se movimentanto, esses sinais sugerem circulação normal. Deitá-lo de lado para prevenir aspiração de vômito e acesso à via aérea.

Orientação para ressuscitação (continuação)

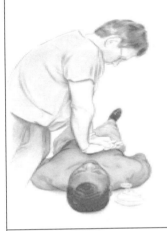

4) Na dúvida, dar início às compressões cardíacas, que são mais eficientes do que a respiração boca a boca: palma da mão na região média entre os mamilos. Ritmo = cem compressões por minuto.

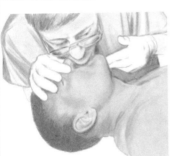

5) Intercalar a respiração boca a boca ajuda na ventilação. Tampar o nariz do paciente e expirar em sua boca. Fazer 15 compressões e 2 respirações ritmicamente.

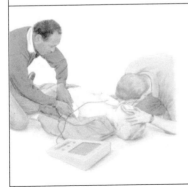

6) Se houver um aparelho desfibrilador (como em lugares públicos, por exemplo), não é difícil usá-lo, após treinamento em curso para leigos.

7 Dicas para o seu cotidiano

Há segredos, dicas, truques que todo mecânico ou motorista deve conhecer para garantir um melhor desempenho ao motor do automóvel. Pois com o coração não é muito diferente. Há uma dúzia de "macetes" que podem ser bastante úteis para alcançar vida longa e saudável.

A poupança

Estamos acostumados com a idéia de poupar para o futuro, de pensar em ter onde morar quando chegar a hora da aposentadoria. Mas, por mais incrível que pareça, esquecemos freqüentemente de investir em nós mesmos, em nossa própria saúde. Como um exercício de imaginação, pense em você mesmo como o Fulano Saúde S.A. Essa "empresa" tem o capital dividido de modo que o médico tem 10% das ações enquanto o próprio Fulano tem os 90% restantes. Ora, isso daria ao médico um poder de ação bastante limitado, certo? Portanto, a responsabilidade da "empresa saúde" estaria definitivamente em suas mãos. Ser responsável, nesse caso, é se cuidar, pensar em prevenção. Na prevenção das doenças cardíacas, em especial, diz-se que a criança é a mãe do adulto. Isso porque, além da carga genética, o futuro de cada criança depende muito dos hábitos que ela desenvolve ainda na infância. Os meninos e as meninas de antigamente eram menos sedentários, corriam, jogavam bola, subiam em árvores. Os de hoje ficam dentro de casa, no pequeno espaço do condomínio, e a toda hora ligam a TV, o *videogame*, o computador. Ou então têm agenda de miniexecutivos e vivem estressados, com mais tarefas do que um adulto. Em vez de pegar uma goiaba no pé para comer, essa criança abre um pacotinho de alguma coisa artificial, cheia de aditivos e com sabor monótono, enquanto os pais juram que estão fazendo o melhor possível por ela.

Uma criança com esse estilo de vida tem grandes chances de vir a ser um adulto com problemas cardíacos. Cabe aos pais cuidar da saúde dos filhos, não apenas levando-os a pediatras e dando vacinas e vitaminas. É importante ensinar hábitos saudáveis de alimentação, atividades físicas e lazer. E, como sabemos muito bem, o melhor modo de ensinar é com o exemplo de como nós escolhemos viver.

A síndrome plurimetabólica

Durante a gravidez, desde a fase fetal, já existem fatores que determinam o nosso futuro – se vamos ser gordinhos, se nossos vasos vão ficar bem por muitos e muitos anos, se vamos ter pressão baixa ou alta. Portanto, as futuras mamães têm mais um motivo para cuidar bem de sua alimentação e da gestação como um todo. E saber com que peso e em que condições nascemos também pode ajudar na prevenção e nos diagnósticos.

Há, por exemplo, registros de que crianças cujas mães tiveram *pré-eclâmpsia*, um aumento excessivo da pressão arterial na gravidez, têm grandes chances de sofrer pressão alta na idade adulta.

Se, por um lado, é certo que esses fatores determinam nossa vida adulta, por outro, é bom esclarecer, não estamos falando de um determinismo paralisante. "Ah, se é assim mesmo, paciência, eu vou continuar sedentário e obeso e com colesterol alto..." Pois é justamente o contrário: de posse dessas informações, com bom senso, saberemos que atitudes tomar para melhorar a saúde e a qualidade de vida. Não podemos dar uma de avestruz e enfiar a cabeça na terra. Machado de Assis já dizia: "O coração é o relógio da vida. Quem não o consulta anda naturalmente fora do tempo".

A hora do pediatra

Numa visita ao consultório de um bom pediatra pode-se descobrir muito sobre o coração de uma criança. O médico pode verificar, por exemplo, se há sopro, ou seja, se o coração possui algum buraquinho onde não deveria haver. Pode ainda detectar defeitos nas válvulas e outros diversos problemas de fabricação (congênitos). Mas a mamãe também deve estar atenta. O bebê está se cansando nas mamadas? Ele apresenta bronquites repetidas?

Não se está desenvolvendo normalmente? Fica com a pele num tom meio azulado (sintoma de uma doença que afeta bebês conhecida como *doença azul*)?

Anos depois, é importante ver se a criança faz educação física na escola sem problemas, sem se cansar com facilidade. Se houver alguma anormalidade, é hora de ir conversar com o pediatra de confiança da família. Aliás, é muito comum encontrar crianças que fazem de tudo para não freqüentar as aulas de educação física. Mas nós, pais, devemos nos esforçar para que a criança se exercite, para que ela crie este saudável hábito e o mantenha pela vida afora, porque isso é o mesmo que depositar milhões de reais numa poupança para o futuro dela.

A adolescência

Nessa etapa da vida o grande desafio é evitar o tabagismo. Se o adolescente conseguir atravessar esse período sem criar o vício do fumo, ele já está lucrando! Isso vale em especial para as jovens mulheres que lançam mão do cigarro na triste tentativa de controlar o peso. O segredo para manter o peso ideal é a boa alimentação: consumir frutas, verduras, grãos integrais; evitar açúcar, sal e gorduras. E exercícios, é claro. Difícil resistir às tentações? Com certeza, é um dos grandes problemas da vida moderna. Mas se mantivermos uma alimentação saudável a maior parte do tempo, e nos gratificarmos com guloseimas só de vez em quando, dá tudo certo. Se a balança continuar insistindo em subir mais do que gostaria, é bom pedir orientação médica.

Jamais, jamais mesmo, faça essas dietas loucas que de tempos em tempos entram em moda: de comer só um tipo de alimento ou saltar refeições. Muitas vezes essas restrições dietéticas fazem a pessoa emagrecer num primeiro momento, mas o efeito não será duradouro e o organismo como um todo vai acabar pagando caro pela brincadeira. Todos vocês conhecem o "iô-iô do peso", e ele não faz bem à saúde.

Ao lado das dietas que prometem mil e uma maravilhas existem também os remédios para emagrecer. Muitos deles são inibidores de apetite e têm como substância ativa a dexfenfluramina ou a fenfluramina. Esses medicamentos já provocaram enorme polêmica. Nos Estados Unidos chegaram a ser retirados do mercado, pois ficou provado que o uso prolongado – acima de três meses – causa problemas na valva aórtica, que passa a não se fechar de modo perfeito, problema esse que regride quando o uso da droga é suspenso. Por favor, não abusem desses remédios nem os tomem sem controle médico.

Também não posso deixar de mencionar as "bombas" anabolizantes para turbinar a gordura, muito populares em algumas academias. Elas trazem prejuízos potencialmente graves! Não "envenenem o motor"!

A melhor idade

Com respeito ao coração na maturidade, o importante mesmo é ser feliz. Não há motivo orgânico algum para um idoso não poder ter um cotidiano rico e produtivo, permeado de enorme alegria de viver. Nessa fase, é mais importante dar "mais vida aos anos" do que dar apenas "mais anos à vida". O segredo talvez esteja em continuar a ter objetivos. Nesse sentido, é vital manter um círculo social amplo e estável, visitar o médico com um pouco mais de freqüência e levar a sério todas as novas sensações e sintomas. Nada de achar, por exemplo, que pressão alta é normal. Já dissemos aqui: hipertensão em idosos é comum, mas não é normal, e por isso tem de ser controlada.

Outra armadilha da idade é que, aos poucos, a pessoa deixa de apresentar sintomas porque faz cada vez menos coisas, já com a intenção de não se sentir mal. Mas isso não ajuda, só atrapalha. É claro que vão surgindo problemas que podem dificultar um pouco algumas atividades. Os mais comuns são a artrose, a incontinência urinária (dificuldade de controlar a bexiga), a depressão, o déficit de memória e atenção (mal de Alzheimer ou deficiência de cognição) e os problemas com a pressão arterial. Mas para tudo a medicina tem alguns recursos, e todo idoso tem direito a esses tratamentos. Afinal, um simpático "Ford Bigode" bem conservado vale mais do que muito carro novo.

O coração toda hora do dia

Todo o mundo sabe que o conta-giros do carro registra as mudanças pelas quais o motor passa de acordo com o terreno que enfrenta. E sabe que, mesmo não havendo nada capaz de documentar de modo direto e ininterrupto as adaptações pelas quais passa o coração diante de cada diferente situação que vivemos, essa nossa supermáquina requer cuidados diferenciados de acordo com o clima, a temperatura, a hora do dia etc.

De manhã – Logo cedo é melhor ter certos cuidados com seu coração, porque é como se todo dia acordássemos e pegássemos um carro zero na concessionária. Ninguém sai com um automóvel novinho correndo e acelerando feito um louco por aí. O que manda o bom senso é exatamente o contrário: nós "amaciamos" o motor novo. Devemos fazer o mesmo com o nosso coração. Quem não está acostumado deve evitar exageros físicos e emocionais logo após acordar.

Quando estamos dormindo, todo o nosso sistema cardiovascular também adormece. Próximo da hora de acordar, o sistema todo desperta, bem aos poucos. O coração começa então a acelerar seu ritmo, a pressão começa a subir, o sangue tende a estar em estado mais grosso, de maior coagulação e tudo isso aumenta o risco de um evento cardíaco. Mas o mesmo não ocorre quando tiramos um cochilo depois do almoço. Pelo contrário: até agora ninguém conseguiu apontar o dedo para a sesta e acusá-la de nada. Os médicos até a recomendam.

Tempo de repouso – O próprio Hipócrates, considerado o pai da medicina, já sugeria que diante de qualquer desconforto o repouso poderia ser o melhor tratamento, mas o tempo provou que isso não é bem verdade.

Até a década de 1940, exigia-se repouso absoluto de um paciente após uma cirurgia, mas o que se notou é que muitas pessoas passavam a sofrer de complicações pulmonares, desde pneumonia até embolia, em conseqüência do repouso.

Depois da Segunda Grande Guerra, essa regra de ouro foi afinal abandonada. Os problemas pulmonares praticamente desapareceram das estatísticas do pós-operatório cardíaco, com o repouso restrito a cerca de duas semanas. Hoje as coisas ficaram ainda melhores: o repouso só é recomendado se a própria pessoa sentir essa necessidade, ou seja, se ela tem dores fortes, muita falta de ar e sente uma fraqueza profunda. Caso contrário, a partir do terceiro dia após a cirurgia já se sugere alguma atividade física ao paciente. Isso vale não só para cirurgias, como para a convalescença de doenças cardíacas e não-cardíacas.

O final de semana – Quer saber a melhor definição existente para sedentário? Sedentário é aquele sujeito que fica nervoso sempre que não consegue estacionar o carro bem perto do local aonde ele precisa ir... E isso é mesmo péssimo para o coração. Para reverter esse quadro não é necessário fazer nada de complicado. Já explicamos: basta caminhar diariamente meia hora, ou duas vezes por dia em sessões de quinze minutos, ou ainda três vezes de dez minutos. Ou inventar outro jeito saudável de movimentar-se. Tem até aquela idéia de andar dentro do *shopping*, porque é plano, seguro, tem sempre novidades ao redor, é climatizado e custa pouco... O importante é não ficar parado!

Só há um problema: muitos usam o fim de semana para tentar recuperar o tempo perdido, e então o tiro sai pela culatra. Há maior incidência de ataques cardíacos em feriados e finais de semana, quando é bastante comum a pessoa abusar de bebida, comida e até de práticas esportivas. O resultado pode ser catastrófico. Chega até a ser curioso observar as estatísticas: para as pessoas de mais idade o dia campeão de infartos é a segunda-feira, talvez devido ao estresse da volta ao trabalho. Para o homem com menos de 55 anos, cruciais mesmo são os fins de semana, quando há os abusos.

Tempo de viajar – O ambiente do avião é pressurizado, portanto voar não altera em nada a pressão arterial. Então, quem tem problema de pressão e vai viajar não precisa se preocupar nem modificar em nada a sua medicação. Pode manter a dose de sempre, mesmo no dia da viagem. Mas é preciso fazer algumas considerações.

Quem gosta de tomar bebidas alcoólicas durante a viagem deve deixar a idéia de lado. Como ficamos muito tempo parados, essa inércia, somada aos efeitos da bebida, pode causar uma forte queda da pressão.

Não é raro durante viagens de avião nós, médicos, sermos requisitados a atender alguém que está suando frio, com mal-estar, tontura, palidez... A primeira providência é levantar as pernas da pessoa para a pressão subir um pouco. Preventivamente, o melhor a fazer é não beber nada alcoólico durante o vôo.

Ao longo de qualquer viagem, levante-se e ande um pouco ou mesmo movimente as pernas enquanto sentado. É que quando se fica parado por muitas horas, em espaços que se estão tornando cada vez mais apertados, podem se formar coágulos nas pernas. A ocorrência até ganhou o nome de síndrome do viajante ou da classe econômica. É claro que isso acontece mais comumente com quem já tem algum problema cardíaco, mas pode levar até a uma *embolia pulmonar*. O mesmo pode ocorrer a motoristas de caminhão e a pessoas que viajam horas a fio num ônibus.

Os cuidados preventivos, portanto, são: usar meias elásticas, evitar o álcool, tomar bastante líquido e, para aqueles que sabem que têm problemas cardíacos, tomar uma aspirina de 100 mg ou uma aspirina infantil antes de viajar, com o consentimento do seu médico, pois ela é ótima para evitar a formação de coágulos. Outra providência interessante é, para os que têm medo de voar e sofrem com a ansiedade, tomar um calmante. Fale com seu médico a esse respeito.

A hora do sexo – A boa expressão da sexualidade é parte importante da vida de qualquer ser humano, de qualquer idade. É por isso que o Viagra é esse enorme sucesso de vendas. É que a milagrosa pílula azul tem se mostrado mesmo bastante efetiva na correção da impotência sexual masculina ou disfunção erétil (nome mais recomendado atualmente). As suspeitas que por certo tempo pairaram sobre o medicamento já desapareceram por completo.

As dúvidas surgiram primeiro porque os fatores que predispõem à disfunção erétil são muito semelhantes aos fatores associados aos problemas cardiovasculares: idade mais avançada, pressão alta, problemas de circulação e tabagismo. Além disso, ocorreram algumas mortes de pessoas com problemas cardíacos ao usarem o Viagra.

Mas hoje já se sabe que o problema pode surgir na presença de doença cardíaca grave. Entretanto, merece atenção a interação entre o Viagra e os medicamentos à base de nitrato presente na composição dos remédios colocados sob a língua para controlar a angina, também administrados via oral ou pela veia.

Essa interação pode provocar grandes quedas de pressão arterial, com conseqüente agravamento dos problemas cardíacos já presentes, e até causar a morte. É por esse motivo que os indivíduos que tomam remédios à base de nitrato estão PROIBIDOS de usar o Viagra. Desnecessário dizer que ele não deve ser tomado sem orientação médica. Outros agentes para o tratamento da disfunção erétil estão sendo desenvolvidos. É esperar para ver!

A hora da sauna – Parece que boa parte das pessoas já entendeu que antes de começar qualquer programa de exercício é importante consultar um médico para certificar-se de que o coração está forte. Mas poucos sabem que o mesmo cuidado deve ser tomado em relação à sauna, que também exige um esforço extra do coração. Nada demais, nada prejudicial. Mas a sauna acelera o coração e faz baixar a pressão. Por isso, é bom ter a cautela de verificar seu coração com um bom especialista antes de pegar uma sauna.

A hora do remédio – Certas pessoas consideram bobagem seguir ao pé da letra as instruções médicas, mas é fundamental saber que existem vários tipos de medicamento. Alguns têm ação com início rápido e de curta duração, como acontece com o comprimido que se coloca debaixo da língua para controlar a angina e atua sobre o corpo por apenas duas, três horas. Outros remédios demoram para funcionar e têm efeito bem mais prolongado.

Além disso, algumas substâncias são absorvidas de modo mais eficaz se ingeridas com o estômago vazio, enquanto outras podem fazer até mal se forem consumidas nas mesmas circunstâncias. Por isso é muito importante seguir à risca as orientações do seu médico de confiança. Sobretudo, nunca deixe de tomar o medicamento, mesmo quando perder a hora certa. Nesse caso, vale o velho ditado: "Antes tarde do que nunca".

Ainda em relação aos remédios, temos dois pontos relevantes para discutir: a automedicação e a leitura da bula. O brasileiro, de modo geral, parece que tem verdadeira paixão por drogaria e... por tomar um medicamento ou outro por conta própria.

Tomar remédio por conta própria é sempre um erro, por vários motivos, entre eles os até aqui citados. Um exemplo corriqueiro: uma senhora que toma todo dia os remédios devidamente receitados para controlar a pressão tem uma discussão com o filho, fica nervosa, sente um mal-estar no peito, o coração acelera um pouco e então ela resolve, por conta própria, tomar uma dose maior do seu remédio habitual, um "reforço". O final da história pode ser no pronto-socorro, depois de um susto enorme. Nesse caso, a tal senhora errou duas vezes: primeiro, ela não sabia a causa do mal-estar, portanto não tinha como adivinhar qual seria o melhor tratamento; e, depois, ela ignorou os problemas que os próprios remédios diários podem causar quando ingeridos em doses maiores. O remédio usado no dia-a-dia geralmente não é a solução para a emergência.

Quanto à bula, a eterna dúvida: "ler ou não ler, eis a questão". Muitas pessoas tomam remédio desconsiderando seus avisos. Outras não tomam medicamentos, mesmo os prescritos pelo médico, justamente porque se assustam demais com o que está impresso ali em letras miúdas. Para evitar esse medo que acaba levando ao não-uso do medicamento que poderia trazer grandes benefícios, é preciso entender melhor o papel da bula. Sua função é alertar o médico sobre todas as possibilidades, todos os riscos mínimos. Isso quer dizer que, se apenas uma pessoa registrou algum problema com aquela droga, *uma* pessoa dentre milhões de usuários, esse problema precisa estar descrito ali. E mais: se algum rato em algum laboratório, um rato dentre os muitos testados, apresentou algum tipo de complicação, ela constará da bula. Mais uma vez, vamos repetir, o melhor é termos por perto o nosso médico de confiança, que nos conhece, entende e ouve. E que está sempre pronto a indicar a melhor saída para cada nova situação. Ele deve conhecer bem a relação risco-benefício de cada tratamento que indica.

Outro erro comum em relação às providências diante de um mal-estar é simplesmente esperar que ele passe. Costuma-se dizer que "tempo é dinheiro", mas em medicina, e mais especialmente em cardiologia, podemos dizer sem medo algum de errar que "tempo é vida". Quanto mais rápido o atendimento, maior a chance de vida do paciente.

A hora do café – O café parece ser uma bebida sagrada não só para os brasileiros, mas para o mundo todo. A cafeína é simplesmente a substância farmacológica indireta mais consumida entre todas, apesar de estar presente também em alguns refrigerantes, chocolates, chás e ainda nas bebidas energéticas recém-lançadas no mercado nacional.

Mas o fato é que se a pessoa beber em um curto espaço de tempo o equivalente a três copos de café, o resultado será um aumento da pressão arterial. Esse efeito dura apenas algumas horas, mas nesse período os vasos se estreitam e o coração acelera. Então, se o consumo de café for muito intenso e contínuo, pode facilitar o aparecimento de pressão alta e arritmias cardíacas. É por isso que se recomenda tomar café com moderação (aliás, na minha opinião, o prazer é muito maior quando há moderação). E quem não está habituado deve ter cuidado em dobro.

No verão – Nos dias de muito calor é comum as pessoas reclamarem de moleza, às vezes de tontura e de dor de cabeça. Isso acontece porque o organismo tem de se defender das altas temperaturas eliminando o calor que naturalmente temos em nosso corpo.

O "radiador" do nosso corpo é a pele, cuja principal missão é manter a nossa temperatura estável. Ela tenta então refrescar os seus próprios vasos para que o calor seja "jogado" para fora. Nesse processo, há uma tendência de a pressão cair e de o coração acelerar, porque todo o sistema das artérias é dilatado. E aí quem já tem inclinação à pressão baixa pode sofrer uma queda ainda maior, pode sentir palpitação e até desmaiar, por exemplo, quando se levanta de repente.

Para se defender desses contratempos, a dica é comer mais sal e procurar ficar em ambientes arejados, além de ingerir bastante líquido. E isso – exceto o sal – vale também para quem tem pressão alta ou outro problema cardíaco e está sob tratamento. Afinal, a grande maioria dos remédios usados em cardiologia reduz a freqüência cardíaca e abaixa a pressão arterial.

No inverno – No outro extremo, o frio intenso também pode causar certo desconforto. Se for inverno e a temperatura estiver muito baixa, é interessante tomar alguns cuidados com o coração. É que a exposição ao frio resulta em constrição dos vasos, isto é, eles afinam quando a temperatura cai. Trata-se de uma forma de o organismo tentar diminuir a perda de calor através da pele.

Mas essa vasoconstrição provoca aumento da pressão arterial e faz com que o coração passe a trabalhar mais. Nesse caso, se a pessoa já tem problemas cardíacos e as suas reservas já estão baixas, podem surgir alguns sintomas, como cansaço, falta de ar e dor anginosa. Além disso, o frio também pode fazer com que as artérias coronárias se afinem. Isso provoca uma espécie de "cólica" nessas artérias, um espasmo, que faz com que o músculo do coração receba menos oxigênio e a angina apareça, principalmente em quem já tem problemas coronários.

Só para ter uma idéia dos possíveis efeitos dessa mudança brusca de temperatura, lembro que certa vez um paciente bem idoso teve uma crise de angina ao se despir para tomar banho em uma noite excepcionalmente fria! Como se cuidar nessas situações? É simples: nos dias mais frios do inverno, temos de tomar banho de dia, num horário de temperaturas mais altas e, se possível, também aquecer o banheiro antes de nos despir.

Essa dica vale também para quem, mesmo no inverno, em dias muito frios, insiste em acordar cedo para fazer uma caminhada, o que definitivamente não é uma boa idéia. O melhor é sair mais tarde, quando a temperatura se eleva um pouco, e mesmo assim caminhar sempre bem agasalhado, protegendo em especial a cabeça, os pés e as mãos. Mas, se for inevitável, fique de olho no relógio: é preciso ao menos evitar uma exposição por mais de meia hora. E atenção: nada de exageros – excesso de agasalho para praticar esporte também é bastante prejudicial.

Tempo de novidades – A medicina vive dias de total transformação. A todo momento novos estudos revelam outros caminhos, outras abordagens. Nada é absoluto. Deve-se esperar de um médico que esteja bem atualizado, mesmo sabendo que o profissional nem sempre usará o mais recente lançamento dos laboratórios ou as últimas novidades técnicas. Ele também poderá muitas vezes mudar radicalmente o rumo do tratamento que estava seguindo. Isso não significa forçosamente indecisão, tampouco incompetência. Pode ser que o corpo do paciente não tenha respondido como se esperava e o médico está procurando outras possibilidades. Penso que o bom médico é aquele que logo percebe e corrige o seu erro, pois não errar nunca é impossível.

A informação excessiva pela mídia também requer avaliação com bom senso. As pessoas tendem a se impressionar com tudo o que é divulgado. Mas antes de abandonarmos procedimentos médicos já consagrados é imprescindível que o tempo nos prove a real eficiência das novidades. É importante entender que determinada substância ou procedimento pode ser bom ou ruim para o rato ou para o laboratório, mas nem sempre causa o mesmo efeito no homem. Mesmo porque o ser humano representa, do ponto de vista biológico, o topo da escala evolutiva. Por isso, comparar o homem ao rato é como comparar uma Ferrari a uma Brasília: não faz sentido.

Ficar ansioso e afoito quase nunca traz bons resultados. O paciente precisa ter confiança e bastante diálogo com o seu médico. A época do profissional de medicina que sabia tudo, que era dono da verdade e pouco ouvia o paciente já passou. Quem procura a consultoria de um especialista tem direito a um diálogo franco e aberto. Se o seu médico não corresponde às suas expectativas, converse com ele sobre isso. Seja claro quanto às suas necessidades. Dê uma chance à relação em vez de mudar constantemente em busca do seu médico ideal. A troca de médico pode resultar no acúmulo de erros. Aprendi que: "Deus inventou o médico, mas dez minutos depois o diabo inventou o colega"...

E assim caminhamos: quanto mais estamos de bem com nosso corpo e com nosso estilo de vida, mais temos condições de corresponder aos requisitos fundamentais para a boa qualidade de vida em qualquer idade, evitando (ou adiando ao máximo) as doenças; e quanto menos ficamos doentes, mais ficamos de bem com nosso corpo e com a vida. Boa parte desse ciclo está em nossas mãos.

Tudo o que esperamos da nossa incrível máquina é desfrutar uma viagem longa, bela, confortável e segura. Para isso, vale a pena perder tempo para calibrar pneus, verificar os níveis de água e de óleo, fazer as revisões periódicas. Ao seguir as recomendações de nosso manual, você poderá manter a garantia dada pelo fabricante.

Boa viagem!

Mauricio Wajngarten

Médico formado pela Faculdade de Medicina da Universidade de São Paulo, em 1971. Fez residência no Hospital das Clínicas da FMUSP em 1972 e 1973. Obteve os títulos de mestre (1979), doutor (1984) e livre-docente (1990) em cardiologia pela mesma instituição e título de especialista em Cardiologia pela Associação Médica Brasileira e Sociedade Brasileira de Cardiologia.

Atua como médico no Instituto do Coração desde 1974, tendo participado das várias fases de implantação e desenvolvimento do Serviço de Cardiogeriatria.

É Diretor do Serviço de Cardiogeriatria do Instituto do Coração do Hospital das Clínicas da Faculdade de Medicina da Universidade de São Paulo (desde 1991), responsável pela Disciplina Cardiologia Geriátrica do Curso de Pós-Graduação – FMUSP, área de Cardiologia.

Orienta pós-graduandos (nível mestrado e doutorado) e graduandos (nível de iniciação científica) e participa de bancas examinadoras na FMUSP e em outras instituições.

Participa, ainda, de vários comitês e de várias entidades voltadas para o ensino, pesquisa e assistência ao idoso. Foi fundador e primeiro presidente do Grupo de Estudos em cardiogeriatria da Sociedade Brasileira de Cardiologia.

É filiado a várias entidades médicas e científicas e participa dos congressos com apresentação de trabalhos, ministrando palestras e conferências no Brasil e no exterior.

Possui aproximadamente cem trabalhos publicados (capítulos de livros, artigos em revistas especializadas do país e do exterior) e 250 trabalhos apresentados em congressos nacionais e internacionais.

Foi editor da revista da *Sociedade de Cardiologia do Estado de São Paulo* e atualmente é editor-chefe da revista da *Associação Médica Brasileira*.

É também consultor de cardiologia da Rádio Jovem Pan AM desde 1998, com participação no programa "Show da Manhã".

—————————— dobre aqui ———————————

> ISR 40-2146/83
> UP AC CENTRAL
> DR/São Paulo

CARTA RESPOSTA
NÃO É NECESSÁRIO SELAR

O selo será pago por

SUMMUS EDITORIAL

05999-999 São Paulo-SP

—————————— dobre aqui ———————————

CORAÇÃO, MANUAL DO PROPRIETÁRIO

recorte aqui

CADASTRO PARA MALA DIRETA

Recorte ou reproduza esta ficha de cadastro, envie completamente preenchida por correio ou fax, e receba informações atualizadas sobre nossos livros.

Nome: _____ Empresa: _____
Endereço: ☐ Res. ☐ Coml. _____ Bairro: _____
CEP: ____-____ Cidade: _____ Estado: _____ Tel.: ( ) _____
Fax: ( ) _____ E-mail: _____ Data de nascimento: _____
Profissão: _____ Professor? ☐ Sim ☐ Não Disciplina: _____

1. Você compra livros:
☐ Livrarias ☐ Feiras
☐ Telefone ☐ Correios
☐ Internet ☐ Outros. Especificar: _____

2. Onde você comprou este livro? _____

3. Você busca informações para adquirir livros:
☐ Jornais ☐ Amigos
☐ Revistas ☐ Internet
☐ Professores ☐ Outros. Especificar: _____

4. Áreas de interesse:
☐ Psicologia ☐ Corpo/Saúde
☐ Comportamento ☐ Alimentação
☐ Educação ☐ Teatro
☐ Outros. Especificar: _____

5. Nestas áreas, alguma sugestão para novos títulos? _____

6. Gostaria de receber o catálogo da editora? ☐ Sim ☐ Não

Indique um amigo que gostaria de receber a nossa mala direta

Nome: _____ Empresa: _____
Endereço: ☐ Res. ☐ Coml. _____ Bairro: _____
CEP: ____-____ Cidade: _____ Estado: _____ Tel.: ( ) _____
Fax: ( ) _____ E-mail: _____ Data de nascimento: _____
Profissão: _____ Professor? ☐ Sim ☐ Não Disciplina: _____

MG Editores

Rua Itapicuru, 613 7º andar 05006-000 São Paulo - SP Brasil Tel.: (11) 3872-3322 Fax: (11) 3872-7476
Internet: http://www.summus.com.br   e-mail: summus@summus.com.br

cole aqui